国家重点研发计划“主动健康和老龄化科技应对”专项
“老年血管形态功能变化的评估与干预措施研究”项目

早期动脉粥样硬化超声影像

主编 尹立雪 李赵欢

编者（以姓氏笔画为序）

王 珊 王 胰 王斯佳 尹立雪 左明良
刘 承 李文华 李宜蓁 李赵欢 张红梅
陆 景 陈小果 陈玲玲 周 易 黄栎为
谢盛华

科学出版社

北 京

内 容 简 介

本书总结了目前超声影像在早期动脉粥样硬化诊断中的临床应用和研究成果，紧紧围绕“早期动脉粥样硬化”这一主题，通过梳理动脉粥样硬化的危险因素、致病机制，重点介绍超声影像技术在早期动脉粥样硬化评估中的应用，并将其与其他检测技术整合在临床相关疗效评估中的应用进行客观评述，旨在为临床提供一套系统、全面的早期动脉粥样硬化诊断方案，希望有助于进一步提升我国心脑血管病防控工作的质量和水平。

本书适用于心内科、内分泌科、风湿免疫科、影像科、超声科医师等参考和使用。

图书在版编目（CIP）数据

早期动脉粥样硬化超声影像 / 尹立雪, 李赵欢主编. -- 北京 : 科学出版社, 2025. 6. -- ISBN 978-7-03-082521-6

Ⅰ. R543.504

中国国家版本馆CIP数据核字第2025JB6006号

责任编辑：高玉婷 / 责任校对：张　娟
责任印制：师艳茹 / 封面设计：龙　岩

免责声明

本书中公布的早期动脉粥样硬化超声影像学检测及干预治疗评估专家共识内容，由专家组成员依据现有医学证据及实践经验共同讨论形成，旨在为相关专业人员开展早期动脉粥样硬化超声影像学检测及干预治疗评估策略提供参考。由于医学知识的快速发展与更新，在本书形成到出版期间可能已出现新的知识或证据，而这些新的知识或证据可能并未体现在本书中。因此，本书的内容可能不够全面或不够充分。本书编写专家组对因使用本书内容而造成的或与之相关的任何人身伤害或财产损失，或任何错误或遗漏，不承担任何责任。

科学出版社 出版
北京东黄城根北街 16 号
邮政编码：100717
http://www.sciencep.com

三河市春园印刷有限公司印刷
科学出版社发行　各地新华书店经销

*

2025 年 6 月第　一　版　开本：787 × 1092　1/16
2025 年 6 月第一次印刷　印张：7 1/2
字数：170 000

定价：89.00 元

（如有印装质量问题，我社负责调换）

前言

动脉粥样硬化是一种常见的慢性炎症病理过程，这一过程可以起始于人类生长发育早期，不加以干预的动脉粥样硬化病理改变将不断进展。尽管大多数早期动脉粥样硬化病变可不导致任何临床症状，但部分早期亚临床及中晚期严重动脉粥样硬化病变的病理解剖和功能改变有可能导致慢性组织器官低灌注状态、斑块破裂、出血和血栓栓塞等灾难性心血管事件。心脑血管疾病是全球第一的死亡原因，其主要病理基础是动脉粥样硬化，约 1/4 的人类死亡与动脉粥样硬化直接或间接相关；晚期动脉粥样硬化的强化治疗远不如早期干预抑制、减缓甚至逆转动脉粥样硬化进展对减少心脑血管事件的发生有效，同时将带来更大的社会经济负担和优质人力资源的损耗。因此，动脉粥样硬化疾病的早期发现、初级预防和有效的干预治疗尤为重要。

近年来基于各种传统临床危险因素构建的动脉粥样硬化疾病组合风险分类分层算法已相继涌现，如弗雷明汉风险评分（Framingham risk score，FRS）、心血管健康指数（cardiovascular health index，CVHI）、系统性冠状动脉风险评估（systematic coronary risk evaluation，SCORE）等，以提升临床对动脉粥样硬化疾病的认知水平和一级预防效能。然而，这些算法筛查高危患者的准确性和效力至多是中等水平的，且依赖间接的评估方法。单纯应用实验室生物标志物检测早期动脉粥样硬化和预测预后的技术方法已被证明具有明显的局限性。弗雷明汉心脏研究 26 年的随访数据显示，35% 的总胆固醇水平低于 200mg/dl（5.17mmol/L）的受试者，仍然易患心血管疾病，而这被认为是理想的总胆固醇水平。此外，80% 的心肌梗死患者的总胆固醇水平与无心肌梗死患者相同。与此同时，相同水平的生物标志物检测结果的病理价值存在较大的个体差异性。目前已有的基础研究和临床研究认为：医学影像学标志物检测发现早期动脉粥样硬化的能力高于实验室生物标志物，能够更早、更为全面系统地为确定早期动脉粥样硬化的功能学、形态学及血流动力学改变提供直接证据，并有可能进一步作为干预治疗疗效评估的重要依据。

半个世纪以来，我国心脑血管疾病的发病率和病死率持续位于高位且不断攀升，目前我国心脑血管疾病防控任重道远，相关举措亟待改进与提升。其中潜在的一个原因为：缺乏对有效检测技术手段的充分系统性应用及未建立起有效的临床可及性强的早期发现、早期干预和早期疗效评估策略。因此，有必要开展相关的科学研究，持续改进现有早期动脉粥样硬化评估技术方法和临床应用策略，充分整合并系统性利用各种先进的医学影像学和实验室生物标志物研究成果，以提升早期动脉粥样硬化的检出率和风险分类分层的效能，从根本上改变我国心脑血管疾病持续高发的现状。

早期动脉粥样硬化检测技术手段的可及性是实施大规模人群筛查、有效防控心脑血管疾病的关键所在。超声影像学检测技术具有操作简便和时效性强等特点，成为这一领域的有力工具。本书对于超声影像学检测早期动脉粥样硬化的技术方法及其直接证据、与其他检测技术证据整合的临床应用及相关干预治疗疗效评估的现有成果进行了归纳总结和评述，希望能够有助于提升我国心脑血管疾病防控工作的质量和水平。

尹立雪

目 录

第 1 章

管壁功能观测

一、脉搏波传导速度

动脉粥样硬化的病理生理学和病理解剖学改变包括动脉功能和结构的改变。其中动脉功能改变的起始时间点大大早于动脉结构改变，为动脉粥样硬化的早期检出提供了较长的机遇期。动脉粥样硬化早期改变首先表现为动脉管壁顺应性减退、僵硬度增加，然后出现动脉管壁内膜中层增厚和斑块形成等动脉管壁结构的病理解剖学改变。动脉管壁硬度通常是通过测量脉搏波在一段血管中的传播速度来确定的。左心室于收缩期泵血，血液沿动脉系统向末梢血管传输扩布，形成脉搏波，其在两个固定点位之间的传播速度即脉搏波传导速度（pulse wave velocity，PWV）。PWV 更多地反映动脉的弹性功能改变。

通过测量与计算动脉两个记录部位之间的距离与脉搏波传导时间的比值可计算出 PWV，其计算公式为：PWV ＝ L/t（其中，L 为两个检测位点间的距离，t 为两个检测位点间的传播时间，亦即时间差）。

1878 年 Moens 与 Korteweg 提出脉搏波传导速度公式为

$$\mathrm{PWV}=\sqrt{\frac{Eh}{2\rho r}}$$

式中，h 表示血管壁的厚度，E 是管壁的杨氏弹性模量，r 是血管的半径，ρ 是流体的密度。

由 Moens-Korteweg 方程可看出，PWV 与血管的杨氏弹性模量成正比，即 PWV 值越大，血管的杨氏弹性模量越大，说明血管顺应性越低，越僵硬。

2015 年美国心脏协会（American Heart Association，AHA）在动脉硬化研究规范声明中提出颈 - 股动脉 PWV（carotid-femoral PWV，cfPWV）是评估动脉硬化的有效无创手段。2018 年欧洲心脏病学会（ESC）与欧洲高血压学会（ESH）在高血压治疗指南中提出 cfPWV 是评价大动脉硬度的金标准，并指出 PWV 在风险评估中优于包括弗雷明汉风险评分（Framingham risk score，FRS）和系统性冠状动脉风险评估（systematic coronary risk evaluation，SCORE）在内的传统风险分类分层算法。《中国高血压防治指南（2018 年修订版）》将 cfPWV 列为评估血管病变的重要指标，并指出 PWV 增快是心血管事件和全因死亡的强预测因子。

目前临床常用的 PWV 测量方法有两种：一种为传统 PWV 测量方法，另一种为局部血管 PWV 的检测。

临床上常用的传统 PWV 测量方法包括：臂 - 踝动脉 PWV（brachial-ankle PWV，baPWV）、cfPWV、颈 - 踝动脉 PWV（carotid-ankle PWV，caPWV）、股 - 踝动脉 PWV（femoral-ankle PWV，faPWV）、颈 - 桡动脉 PWV（carotid- radial PWV，crPWV）、颈动脉 PWV（carotid PWV，cPWV）等。目前，临床常用的是 baPWV 和 cfPWV。

已有多中心研究表明：baPWV 与 cfPWV 呈显著正相关，baPWV 比 cfPWV 的值平均高 20%。但是传统的 PWV 测量方法，如 baPWV、cfPWV 等，依赖于脉搏波传播时间的测量和血管两点之间距离的估算，因此其准确度受限。

目前已经建立的超声局部动脉 PWV 检测方法为：①血管回声跟踪（echo-tracking，ET）技术，是一项利用超声动脉成像测定局部动脉僵硬度的可视化技术。该技术原理为实时跟踪描记动脉血管收缩期和舒张期的运动轨迹，并对其中所包含的相位信息，即射频（radio frequency，RF）信号进行采集分析，通过零交叉方法，实时地将这种相位变化转换为距离，以时间变化曲线形式加以显示。在输入血压数据后，由超声诊断系统自动计算出多项反映动脉弹性变化的指标。由该技术衍生的动脉弹性相关指标为：脉搏波传导速度 β（pulse wave velocity beta，PWVβ）、动脉顺应性（arterial compliance，AC）、硬度系数（stiffness coefficient，β）、增强指数（augmentation index，AI）和压力应变弹性系数（pressure-strain elasticity modulus，Ep）等（表 1-1）。我国已建立该项检测技术的相关检测方法和正常参考值（表 1-1，表 1-2）。已有多项临床及动物研究表明 PWVβ 能够更敏感地反映动脉内膜中层增厚及斑块形成前早期血管弹性功能下降，可准确诊断早期血管功能异常，从而更早发现动脉粥样硬化，但是 ET 技术测量的 PWV 需要通过联合血压等其他参数间接计算得到，袖带法所测肱动脉血压与真实的动脉管腔内压力有一定差距，据此计算的弹性参数结果存在一定的随机偏差。②超声极速成像（ultrafast ultrasound imaging）技术，是近年来发展起来的一项全新超声可视化技术。该成像技术具有极高的成像帧频，比目前可用的传统超声诊断设备成像速度快 100 倍，其图像采集帧频可达 10 000 帧 / 秒。超高的时间分辨率使得观测动脉管壁局部脉搏波的速度成为可能。超声极速成像 PWV（ultrafast ultrasound imaging pulse wave velocity，ufPWV）是基于超声极速成像技术测量的脉搏波传导速度，是目前超声极速成像技术临床应用的重要分支之一。有别于以往传统的脉搏波测量技术，其利用超快速的瞬时图像获取方法，实时记录颈动脉内膜面在脉搏波通过瞬时的位移轨迹并进行精细运算，直接测得一个心动周期内收缩期起始（beginning of the systole，BS）及收缩期结束（ending of the systole，ES）两个时相的颈动脉 ufPWV。国外已有相关报道证实，ufPWV 在动脉弹性测量方面具有良好的稳定性和可靠性，超越了传统的 PWV 测量方法，能够更精确地描述动脉管壁的生物力学特性。现已有国内外多项研究证实，应用 ufPWV 能够准确定量评价动脉血管的局部弹性，从而早期发现和定量评估动脉粥样硬化。国内一项前瞻性多中心队列研究首次建立了中国汉族成人颈动脉 ufPWV 的正常参考值（表 1-2）。cfPWV 也有其技术局限性。由于脉搏波波长长，动脉管壁斑块会影响脉搏波的传播，cfPWV 在有斑块的颈动脉中测量成功率相对较低（图 1-1）。

国内有研究表明，当糖尿病组与糖尿病前期组及正常对照组常规超声指标均无差异时，与对照组比较，糖尿病组和糖尿病前期组 cfPWV 显著升高，糖尿病组较糖尿病前期组增高更显著，且 cfPWV 与血糖水平呈正相关，血糖水平越高，患者动脉硬化程度越重，说明 PWV 指标更敏感，可早期检测出动脉硬化。国内有学者使用 cfPWV 对临界高血压患者颈动脉进行研究，发现临界高血压患者颈动脉形态及弹性已发生改变，且弹性变化可能早于形态变化，说明 cfPWV 可以为评估早期动脉粥样硬化提供新的手段。国内还有学者应用 cfPWV 评价类风湿关节炎患者的颈动脉情况，发现与内膜中层厚度（intima-media thickness，IMT）相比，cfPWV 是评价动脉粥样硬化更敏感的指标，可以评估早期动脉粥样硬化。

无创检测 PWV 是评估早期血管衰老的有效手段。对中国人群进行 PWV 检测，可有效预测高血压、糖尿病及脑卒中等慢性病发生发展的风险。广泛应用 PWV 检测技术对中国人群进行早期动脉粥样硬化筛查，有望成为中国慢性心血管病一级预防的重要技术支撑。

表 1-1 不同年龄组 β、Ep、AC、AI 及 PWVβ 正常参考值范围

年龄（岁）	β	Ep	AC	AI	PWVβ
20～29（n=46）	4.84±1.48	55.19±17.49	1.14±0.31	5.17±17.69	4.62±0.66
30～39（n=44）	5.71±1.54	65.23±19.54	1.08±0.34	7.57±17.52	4.97±0.64
40～49（n=70）	7.87±2.78	102.31±40.99	0.77±0.34	12.83±12.91	6.12±1.20
50～59（n=68）	8.85±3.82	119.65±48.86	0.68±0.24	16.17±12.46	6.67±1.16
≥60（n=62）	12.25±4.42	162.86±62.30	1.52±6.90	21.49±14.36	7.57±1.30

表 1-2 不同年龄组 ufPWV 的 BS 及 ES 正常参考值范围

年龄（岁）	BS（m/s）	ES（m/s）
男性		
18～29（n=101）	4.84±0.70	5.58±0.79
30～39（n=134）	5.12±0.86	6.11±1.00
40～49（n=110）	5.64±0.98	7.05±1.45
50～59（n=98）	6.19±1.15	7.94±1.59
≥60（n=138）	6.07±1.17	8.49±1.66
女性		
18～29（n=197）	4.69±0.79	5.41±0.66
30～39（n=193）	4.90±0.79	6.08±0.82
40～49（n=209）	5.56±0.98	7.18±1.40
50～59（n=189）	5.75±1.06	7.96±1.76
≥60（n=175）	6.18±1.22	8.76±1.88

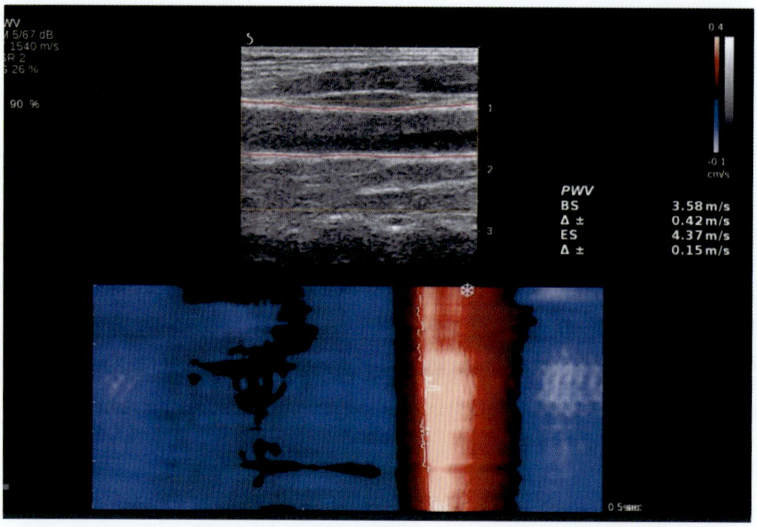

图 1-1 超声极速成像技术测量颈动脉脉搏波传导速度

BS. 颈动脉收缩期开始时的脉搏波传导速度，其下方 Δ ± 为 BS 的标准差；ES. 颈动脉收缩期结束时的脉搏波传导速度，其下方 Δ ± 为 ES 的标准差

（王　珊）

二、剪切应力

剪切应力（shear stress）是指血液在血管中流动作用于血管壁表面单位面积上的切向应力，在部分研究中也被称为壁面剪切应力（wall shear stress，WSS）和内皮剪切应力（endothelial shear stress，ESS）（图 1-2）。

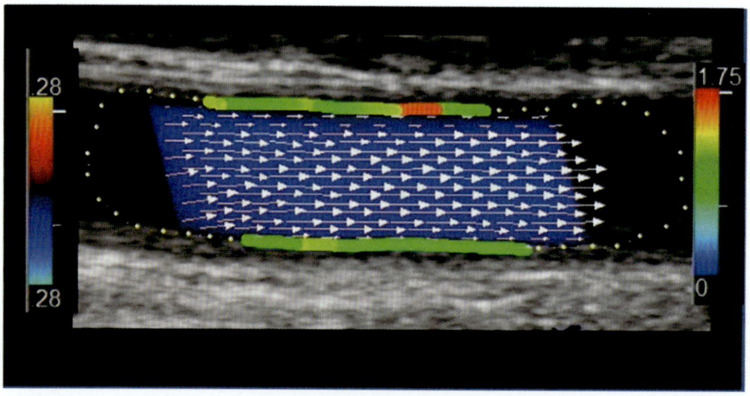

图 1-2 血流向量成像下血管壁面剪切应力

数值大小以彩色编码表示 [左比例尺：血流速度（cm/s）；右比例尺：压力（Pa）]

在正常生理条件下，剪切应力对维持血管内皮细胞的稳态至关重要。血管内稳定层流形成的剪切应力对动脉粥样硬化有保护作用，而湍流形成的剪切应力则会造成诱导动脉粥样硬化的环境。已知动脉粥样硬化斑块多集中分布在血管的弯曲、分叉和分支区域，血管内流体动力学和血管几何学在动脉粥样硬化发生过程中具有重要作用，低剪切应力或高振

荡剪切应力的血管段发生动脉粥样硬化的风险最高。血管高剪切应力（> 15dynes/cm^2）*能够诱导内皮静止和动脉粥样硬化的基因谱表达。在动脉粥样硬化易发部位普遍存在血管低剪切应力（< 4dynes/cm^2）。低 ESS 通过复杂的机械感受和机械传导过程调控内皮基因的表达，诱发动脉粥样硬化内皮异常表型和早期动脉粥样硬化斑块的形成。

有研究发现，在生理条件下，斑块周围等血流动力学指标的变化早于形态学的变化。WSS 可能是加剧斑块内炎性反应、脂质核心进展，甚至导致破裂的重要力学机制，与斑块的稳定性密切相关。低 WSS 是冠状动脉斑块形成和发展为高风险斑块的独立预测因子，同时与高风险斑块的脂质聚集、炎症反应、纤维帽变薄等进展密切相关。局部升高的 WSS 的位置经常与斑块破裂位置相匹配，动脉粥样硬化斑块最狭窄部位的 WSS 最高。因此，高 WSS 可能又是斑块破裂的潜在病理机制。斑块上游的 WSS 常高于正常部位 WSS，是斑块的易损部位，而斑块下游 WSS 降低并常出现涡旋和振荡 WSS，更容易导致平滑肌细胞增生和血栓形成。2015 年美国心脏协会（AHA）在血管动脉硬化研究的改进和标准化建议中认为，剪切应力是动脉粥样硬化的风险因素之一。

剪切应力常用的测量方法包括体外测量和体内测量。体外测量多在有侧支和不同曲率的透明玻璃管上进行，或在真实血管的铸型上进行。最常用的方法包括通过染料注入，利用高速电影显微摄影技术实现流体可视化观测；采用激光多普勒风速仪和粒子图像测速仪等进行检测。

目前通过医学影像技术已经能够实施体内血管内血流速度测量，再根据相关公式估测 WSS。现有技术方法假设动脉管腔内是层流血流且血管横截面为正圆，剪切应力的常用计算公式为

$$\tau = \frac{4\mu Q}{\pi R^3}$$

μ 是血液黏滞系数（也称血黏度），Q 是血管横截面的血流量，R 是血管半径。假设血管是圆柱形的，剪切应力的计算公式为

$$\tau = \mu \frac{\delta v}{\delta r}$$

τ 表示 WSS，μ 是血液黏滞系数，$\frac{\delta v}{\delta r}$是壁面剪切率（wall shear rate，WSR）或测量点的速度梯度（速度变化 / 径向距离变化），v 是与血管壁面测量点的切面平行的血流速度，r 是测量点垂直于血管壁到圆心的距离，剪切应力的物理单位为 Pa，可记作 N/m^2，或 dyne/cm^2（1Pa=1N/m^2=10dyne/cm^2）。

通过剪切应力计算公式可知，WSS 相当于 μ 与 WSR 的乘积，但由于血液是非牛顿流体，μ 理论上不是一个常数。因此，WSS 和 WSR 不是线性关系。对于无血液疾病患者，μ 改变导致的 WSS 变化可以忽略不计。因此，目前大多数研究将 μ 设置成了一个常数来估测剪切应力。如果要更加准确地研究 μ 和 WSR 的关系及最终对 WSS 测值的影响，还需建立更为精确的数学模型。

目前通过磁共振血管成像（magnetic resonance angiography，MRA）来估测 WSS 是

*1dyne/cm^2=0.1Pa。

一种最常用的、可靠性较好的测量方法。此外，已经建立了基于计算机断层扫描（computed tomography，CT）和超声成像的测量方法。其中超声成像技术包括传统的多普勒超声成像、血管内超声成像（intravascular ultra-sound imaging，IVUS）和超声成像测速技术（ultrasound imaging velocimetry, UIV）或超声粒子成像测速技术（ultrasonic particle image velocimetry, UPIV）等。

IVUS 有创且操作不便，主要应用于较细的冠状动脉管壁结构和组织学观测。UIV 通过注入超声造影剂增强回波信号作为粒子图像测速的基础，以提高血流速度检测的灵敏度和测量精度，但目前较少用于临床。

传统超声成像技术具有方便、无创、无辐射、快捷、实时和成本低的优势。但是，基于多普勒原理只能得到超声波发射方向的血流速度分量。最新的超声向量血流成像技术可以实时准确地描绘出血管中各点位血流的流速大小和方向，相对于传统超声其血流速度测量更为准确，对于早期动脉粥样硬化的检测和随访具有重要价值。

目前血管剪切应力的计算主要基于各种医学影像学技术，而不同观测技术方法的计算结果存在偏差。目前暂无可推荐的血管剪切应力正常参考值。

三、应变和应变率

在心动周期中，收缩期左心室心肌收缩射血，将血液由心室输出到动脉系统，血液动能也从心室传递到动脉系统，从而形成动脉管腔内血流动力学状态并将血液输送到全身组织器官。动脉血管内壁上排列的血管内皮细胞能感受压力脉冲，即舒张压和收缩压；压力脉冲波导致动脉壁扩张，产生动脉管壁组织形变的相对和绝对位移。

应变（strain）是收缩和舒张期血液压力脉冲波作用于动脉管壁产生的管壁本身肌细胞长度变化量与其初长度的比值，反映动脉管壁组织形变大小；应变率（strain rate）是应变的时间变化率，反映动脉管壁的形变能力。两者从生物力学角度能够准确反映动脉壁弹性功能。动脉管壁力学特性应变和应变率的变化常出现在动脉内膜中层增厚和动脉粥样硬化斑块形成之前，是检测早期血管病变发生的可靠和敏感的影像学生物标志物。有研究指出，颈动脉管壁应变与斑块负荷相关，是远期心血管事件发生的风险预测因子。同时，径向和周向峰值应变与斑块稳定性相关，是预测动脉粥样硬化斑块破裂的敏感性和特异性较高的新指标。临床危险因素（糖尿病、高血压、冠心病、吸烟）与应变和应变率分析相结合，有可能提高对卒中风险的预测能力并改善卒中的危险分层。

目前常用的动脉管壁应变和应变率测量及分析技术包括速度向量成像技术、血管壁回声跟踪技术和超声弹性成像技术。

速度向量成像（velocity vector imaging，VVI）技术基于二维灰阶超声图像，运用全新的斑点追踪运算方法，在心动周期中逐帧扫描确定超声图像中某个特征像素集的位置，计算其运动轨迹，定量分析组织在各个方向及各个平面的运动信息，可获得血管内膜和外膜不同轴向上的应变及应变率。其主要观测参数包括最大运动速度、最大应变及最大应变率等。与传统超声斑点追踪技术相比，VVI 技术可连续追踪观测相邻两帧图像间特征回声斑点位置的变化，且不受角度影响。衍生的应变和应变率可以反映动脉壁形态和运动功能状态的改变，从而有助于早期检测动脉粥样硬化。有研究运用 VVI 技术对颈动脉粥样斑块进行分析，发现斑块生物力学特性是易损斑块的预测因子，能够早期发现动脉粥样硬化病变进展，有利于早期预防心脑血管事件的发生。颈动脉圆周应变参数也能够反映动脉弹性的降低程度，有助于早期发现动脉病变，改善心血管危险分层。目前，暂无相关参数的正常参考值，有待于通过大规模多中心的前瞻性研究来加以建立。

血管壁回声跟踪（echo tracking，ET）技术对射频信号进行采集分析，通过零交叉方法实时地将这种相位变化转换为距离，以曲线形式加以显示，可以对动脉血管弹性进行检测和评估。ET 的常用参数包括压力应变弹性系数（Ep）、硬度系数（β）、动脉顺应性（AC）等。已有研究结果表明 ET 技术有助于早期发现血管内皮功能改变，有利于早期预防动脉粥样硬化的发生和发展。

无创血管超声弹性成像（non-invasive vascular elastography，NIVE）技术最早于 2004 年提出，是一种基于测量血管壁节段局部变形的非侵入性技术，用于评估周围血管壁的力学特性（应变或弹性），具有较高的准确性、可操作性和可重复性。超声弹性成像技术的基本原理是根据各种不同组织的弹性系数不同，在施加外力或交变振动作用后的组织形态改变。相关形变参数可通过测算量化表述动脉管壁形变程度。血管超声弹性成像技术是研究病变动脉力学特性的一种很有临床应用潜力的观测技术。无创血管超声弹性成像技术可检测到收缩期血管壁应变与壁运动比值降低等动脉壁弹性异常的亚临床变化，有助于对动脉粥样硬化的风险进行分层，并指导预防措施的实施，有可能改善卒中风险分层。

四、要　点

1. 血管动脉粥样硬化包括血管功能和结构的改变。动脉血管功能改变早于动脉血管组织结构的改变。

2. PWV 能够在动脉内膜中层明显增厚及斑块形成前定量且准确地评估早期血管弹性改变，从而检测早期动脉粥样硬化。

3. 超声血流动力学指标的变化早于形态学的变化，剪切应力变化是早期动脉粥样硬化发生和进展的危险因素。

4. 应变和应变率可以从生物力学角度反映动脉壁弹性功能，是早期动脉粥样硬化的可靠检测指标。

（周　易）

参考文献

崔浩，杜国庆，张蕾，等，2015. 血管回声跟踪技术评价颈动脉内中膜正常脑梗死患者的颈动脉弹性 [J]. 中国医学影像技术，31(10): 1536-1539.

端学军，林礼务，薛恩生，等，2009. 血管回声跟踪技术评价动脉血管弹性变化的动物实验 [J]. 中华超声影像学杂志，18(3): 257-260.

范玉亭，罗燕，贾浥萍，等，2008. 血管回声跟踪技术对不同年龄正常人群颈动脉弹性功能的定量检测 [J]. 生物医学工程学杂志，25(5): 1098-1100.

关晓猛，杨晓英，徐卉，等，2006. 血管壁回声跟踪技术评价吸烟者血管内皮功能 [J]. 中国临床医学影像杂志，17(5): 269-271.

黄葵，李治安，杨娅，等，2006. 血管回声跟踪技术检测兔早期动脉硬化的实验研究 [J]. 中华超声影像学杂志，15(8): 617-620.

黄润青，邓又斌，王立平，等，2012. 颈动脉圆周应变在心血管危险分层中的临床应用价值 [J]. 中华超声影像学杂志，21(12): 1022-1025.

焦新宇，杜启亘，杜昕苓，2019. 血管回声跟踪技术评估多囊卵巢综合征合并胰岛素抵抗患者早期颈动脉粥样硬化 [J]. 中国医学影像技术，35(9): 1327-1330.

康渊强，李光源，王永槐，等，2024. 基于超声极速成像技术的脉搏波传导速度对糖尿病前期及糖尿病患者颈动脉硬化评估的临床意义 [J]. 中国医科大学学报，53(2): 186-189.

李宏波，王晗，殷立平，等，2017. 极速成像技术测定高血压患者的脉搏波传导速度及相关影响因素 [J]. 中华高血压杂志，25(5): 477-481.

马学慧，朱正球，王银萍，等，2022. 超极速脉搏波传导速度技术定量评估临界性高血压成年人颈动脉变化 [J]. 中国医学影像技术，38(4): 531-535.

孟平平，李东东，朱丹，等，2017. 超声极速成像技术评价冠状动脉慢血流患者颈动脉脉搏波传导速度 [J]. 中国医学影像技术，33(1): 17-20.

邱兰燕，钱林学，刘冬，等，2014. 极速成像技术检测的脉搏波传导速度与颈动脉硬化相关性的研究 [J]. 中华超声影像学杂志，23(3): 203-205.

沈莹莹，杜宜纲，朱磊，等，2019. 基于向量速度的超声血流量计算方法探讨 [J]. 中国医疗器械信息，25(1): 25-28.

王艳秋，刘爽，张立敏，等，2018. 极速成像技术评价慢性阻塞性肺疾病患者颈动脉僵硬度 [J]. 中国医学影像技术，34(1): 52-55.

王志蕴，张梅，张运，等，2015. 速度向量成像技术预测冠心病患者颈动脉粥样斑块易损性的研究 [J]. 中国超声医学杂志，31(5): 400-403.

许志荣，吕国荣，徐晚虹，等，2018. 超声极速成像技术检测妊娠期高血压疾病患者颈动脉血管功能 [J]. 中国超声医学杂志，34(3): 201-203.

薛莉，史铁梅，李学奇，等，2007. 血管回声跟踪技术评价兔腹主动脉早期动脉粥样硬化的实验研究 [J]. 中华医学超声杂志（电子版），4(6): 329-331.

于瑞娜，2010. 血管回声跟踪技术检测外周动脉弹性功能变化与冠状动脉病变相关性研究 [D]. 郑州：郑州大学.

袁洪，蔡菁菁，2021. 脉搏波传导速度检测用于早期血管衰老评价的中国专家共识 [J]. 中华高血压杂志，29(12): 1168-1172.

张光华，安静，洪林巍，2016. 极速成像技术检测脉搏传导速度早期评价原发性高血压患者颈动脉弹性的研究 [J]. 中国临床医学影像杂志，27(4): 297-299.

张蕾，勇强，程虹，等，2015. 超声极速成像技术评价维持性血液透析患者颈动脉脉搏波传导速度的临床研究 [J]. 中国血液净化，14(4): 216-218.

张双双，陈莉，吕仁华，等，2018. 血管回声跟踪技术评估兔颈动脉斑块形成后动脉弹性功能改变 [J]. 复旦学报（医学版），45(5): 652-657.

张艳，杨颖，杜方雪，等，2018. 超声极速成像技术评价类风湿关节炎患者颈动脉脉搏波传导速度应用价值的临床研究 [J]. 中国超声医学杂志，34(3): 207-210.

中华医学会老年医学分会心血管学组，2018. 血管衰老临床评估与干预中国专家共识 (2018)[J]. 中华老年医学杂志，37(11): 1177-1184.

《中国高血压防治指南》修订委员会，2019. 中国高血压防治指南 2018 年修订版 [J]. 心脑血管病防治，19(1): 1-44.

Alty S R, Angarita-Jaimes N, Millasseau S C, et al, 2007. Predicting arterial stiffness from the digital volume pulse waveform[J]. IEEE Transactions on Bio-Medical Engineering, 54(12): 2268-2275.

Bharadvaj B K, Mabon R F, Giddens D P, 1982. Steady flow in a model of the human carotid bifurcation.Part II--laser-Doppler anemometer measurements[J]. J Biomech, 15(5): 363-378.

Chatzizisis Y S, Jonas M, Coskun A U, et al, 2008. Prediction of the localization of high-risk coronary atherosclerotic plaques on the basis of low endothelial shear stress: an intravascular ultrasound and histopathology natural history study[J]. Circulation, 117(8): 993-1002.

Cicha I, Wörner A, Urschel K, et al, 2011. Carotid plaque vulnerability: a positive feedback between hemodynamic and biochemical mechanisms[J]. Stroke, 42(12): 3502-3510.

Cohn J N, Duprez D A, Grandits G A, 2005. Arterial elasticity as part of a comprehensive assessment of cardiovascular risk and drug treatment[J]. Hypertension, 46(1): 217-220.

Couade M, Pernot M, Messas E, et al, 2011. Ultrafast imaging of the arterial pulse wave[J]. IRBM, 32(2): 106-108.

Deters O J, Mark F F, Bargeron C B, et al, 1984. Comparison of steady and pulsatile flow near the ventral and dorsal walls of casts of human aortic bifurcations[J]. J Biomech Eng, 106(1): 79-82.

El Jalbout R, Cloutier G, Roy-Cardinal M H, et al, 2019. The value of non-invasive vascular elastography (NIVE) in detecting early vascular changes in overweight and obese children[J]. Eur Radiol, 29(7): 3854-3861.

Eshtehardi P, Teng Z, 2016. Protective or destructive: High wall shear stress and atherosclerosis[J]. Atherosclerosis, 251: 501-503.

Fukumoto Y, Hiro T, Fujii T, et al, 2008. Localized elevation of shear stress is related to coronary plaque rupture: a 3-dimensional intravascular ultrasound study with in-vivo color mapping of shear stress distribution[J]. J Am Coll Cardiol, 51(6): 645-650.

Heo K S, Fujiwara K, Abe J, 2011. Disturbed-flow-mediated vascular reactive oxygen species induce endothelial dysfunction[J]. Circ J, 75(12): 2722-2730.

Hochareon P, Manning K B, Fontaine A A, et al, 2004. Wall shear-rate estimation within the 50cc Penn State artificial heart using particle image velocimetry[J]. J Biomech Eng, 126(4): 430-437.

Jaroch J, Łoboz-Grudzień K, Magda S, et al, 2016. The relationship of carotid arterial stiffness and left ventricular concentric hypertrophy in hypertension[J]. Adv Clin Exp Med, 25(2): 263-272.

Jou L D, van Tyen R, Berger S A, et al, 1996. Calculation of the magnetization distribution for fluid flow in curved vessels[J]. Magn Reson Med, 35(4): 577-584.

Kerber C W, Hecht S T, Knox K, et al, 1996. Flow dynamics in a fatal aneurysm of the basilar artery[J]. AJNR Am J Neuroradiol, 17(8): 1417-1421.

Li X P, Jiang J, Zhang H, et al, 2017. Measurement of carotid pulse wave velocity using ultrafast ultrasound imaging in hypertensive patients[J]. J Med Ultrason (2001), 44(2): 183-190.

Lopata R G, Peters M F, Nijs J, et al, 2014. Vascular elastography: a validation study[J]. Ultrasound Med Biol, 40(8): 1882-1895.

Lovett J K, Rothwell P M, 2003. Site of carotid plaque ulceration in relation to direction of blood flow: an angiographic and pathological study[J]. Cerebrovasc Dis, 16(4): 369-375.

Maurice R L, Soulez G, Giroux M F, et al, 2008. Noninvasive vascular elastography for carotid artery characterization on subjects without previous history of atherosclerosis[J]. Med Phys, 35(8): 3436-3443.

Messas E, Pernot M, Couade M, 2013. Arterial wall elasticity: State of the art and future prospects[J]. Diagn Interv Imaging, 94(5): 561-569.

Millasseau S C, Stewart A D, Patel S J, et al, 2005. Evaluation of carotid-femoral pulse wave velocity: influence of timing algorithm and heart rate[J]. Hypertension, 45(2): 222-226.

Mirault T, Pernot M, Frank M, et al, 2015. Carotid stiffness change over the cardiac cycle by ultrafast ultrasound imaging in healthy volunteers and vascular Ehlers-Danlos syndrome[J].J Hypertens, 33(9): 1890-1896;discussion1896.

Natarajan S, Mokhtarzadeh-Dehghan M R, 2000. A numerical and experimental study of periodic flow in a model of a corrugated vessel with application to stented arteries[J]. Med Eng Phys, 22(8): 555-566.

Németh Z K, Studinger P, Kiss I, et al, 2011. The method of distance measurement and torso length influences the relationship of pulse wave velocity to cardiovascular mortality[J]. Am J Hypertens, 24(2): 155-161.

Oyre S, Ringgaard S, Kozerke S, et al, 1998. Accurate noninvasive quantitation of blood flow, cross-sectional lumen vessel area and wall shear stress by three-dimensional paraboloid modeling of magnetic resonance imaging velocity data[J].J Am Coll Cardiol, 32(1): 128-134.

Oyre S, Ringgaard S, Kozerke S, et al, 1998. Quantitation of circumferential subpixel vessel wall position and wall shear stress by multiple sectored three-dimensional paraboloid modeling of velocity encoded cine MR[J]. Magn Reson Med, 40(5): 645-655.

Pan F S, Xu M, Yu L, et al, 2019. Relationship between carotid intima-media thickness and carotid artery stiffness assessed by ultrafast ultrasound imaging in patients with type 2 diabetes[J]. Eur J Radiol, 111: 34-40.

Pan F S, Yu L, Luo J, et al, 2018. Carotid artery stiffness assessment by ultrafast ultrasound imaging: feasibility and potential influencing factors[J]. J Ultrasound Med, 37(12): 2759-2767.

Pan S, 2009. Molecular mechanisms responsible for the atheroprotective effects of laminar shear stress[J]. Antioxid Redox Signal, 11(7): 1669-1682.

Poelma C, van der Mijle R M E, Mari J M, et al, 2012. Ultrasound imaging velocimetry: Toward reliable wall shear stress measurements[J].Eur J Mech B Fluids, 35: 70-75.

Pruijssen J T, de Korte C L, Voss I, et al, 2020. Vascular shear wave elastography in atherosclerotic arteries: a systematic review[J].Ultrasound Med Biol, 46(9): 2145-2163.

Saris A E C M, Hansen H H G, Fekkes S, et al, 2019. In vivo blood velocity vector imaging using adaptive velocity compounding in the carotid artery bifurcation[J].Ultrasound Med Biol, 45(7): 1691-1707.

Shokina N, Teschner G, Bauer A, et al, 2021. Parametric sequential method for MRI-based wall shear stress quantification[J].IEEE Trans Med Imaging, 40(4): 1105-1112.

Slager C J, Wentzel J J, Schuurbiers J C, et al, 2000. True 3-dimensional reconstruction of coronary arteries in patients by fusion of angiography and IVUS (ANGUS) and its quantitative validation[J]. Circulation, 102(5): 511-516.

Strecker C, Krafft A J, Kaufhold L, et al, 2021. Carotid geometry and wall shear stress independently predict increased wall thickness--a longitudinal 3D MRI study in high-risk patients[J]. Front Cardiovasc Med, 8: 723860.

Svedlund S, Gan L M, 2011. Longitudinal common carotid artery wall motion is associated with plaque burden in man and mouse[J]. Atherosclerosis, 217(1): 120-124.

Tanaka H, Munakata M, Kawano Y, et al, 2009. Comparison between carotid-femoral and brachial-ankle pulse wave velocity as measures of arterial stiffness[J]. J Hypertens, 27(10): 2022-2027.

Texon M, 2001. Hemodynamic basis of atherosclerosis with critique of the cholesterol-heart disease hypothesis[J].Cardiovasc Eng, 1(1): 57-58.

Townsend R R, Wilkinson I B, Schiffrin E L, et al, 2015. Recommendations for improving and standardizing vascular research on arterial stiffness: a scientific statement from the American Heart Association[J]. Hypertension, 66(3): 698-722.

Traub O, Berk B C, 1998. Laminar shear stress: mechanisms by which endothelial cells transduce an athero-protective force[J].Arterioscler Thromb Vasc Biol, 18(5): 677-685.

Williams B, Mancia G, Spiering W, et al, 2018. 2018 ESC/ESH guidelines for the management of arterial hypertension[J].Eur Heart J, 39(33): 3021-3104.

Yang W I, Kang K W, Lee H Y, et al, 2018. Incremental predictive value of carotid arterial strain in patients with stroke[J]. Int J Cardiovasc Imaging, 34(6): 893-902.

Yin L X, Ma C Y, Wang S, et al, 2021. Reference values of carotid ultrafast pulse-wave velocity: a prospective, multicenter, population-based study[J].J Am Soc Echocardiogr, 34(6): 629-641.

Zarins C K, Giddens D P, Bharadvaj B K, et al, 1983. Carotid bifurcation atherosclerosis. Quantitative correlation of plaque localization with flow velocity profiles and wall shear stress[J]. Circ Res, 53(4): 502-514.

Zhang L, Liu Y, Zhang P F, et al, 2010. Peak radial and circumferential strain measured by velocity vector imaging is a novel index for detecting vulnerable plaques in a rabbit model of atherosclerosis[J]. Atherosclerosis, 211(1): 146-152.

Zhang P, Guo R J, Li Z A, et al, 2014. Effect of smoking on common carotid artery wall elasticity evaluated by echo tracking technique[J].Ultrasound Med Biol, 40(3): 643-649.

Zhu Z Q, Chen L S, Wang H, et al, 2019. Carotid stiffness and atherosclerotic risk: non-invasive quantification with ultrafast ultrasound pulse wave velocity[J]. Eur Radiol, 29(3): 1507-1517.

第 2 章

动脉管壁解剖结构观测

开展动脉粥样硬化早期影像学检查的依据之一来源于已有的针对青少年及年轻成人的尸检研究。这些研究发现，动脉粥样硬化在生命早期就已经存在。因此，非侵入性动脉影像学检查可能提供所有年龄段人群的动脉壁结构信息。可采用这些信息作为连续变量，来描述动脉粥样硬化进展和消退的所有阶段性病变。

基于上述原因，通过医学影像学检查发现早期动脉粥样硬化可以帮助我们了解人群的心血管健康状况并预测未来发生心血管事件的风险，以及评估已有的和新的药物疗效，以指导在发生动脉粥样硬化性心血管疾病之前的亚临床心血管病变防控。其中，临床广泛使用并得到验证的动脉粥样硬化成像技术是超声颈动脉内膜中层厚度（intima-media thickness，IMT）的测定。

一、动脉壁的结构

动脉壁分为 3 层：内膜、中膜和外膜。内膜由内皮细胞层、结缔组织和内弹力膜构成。内皮细胞层由单层排列的扁平、菱形或多边形内皮细胞构成，以紧密连接、缝隙连接和中间连接 3 种形式覆盖在血管内壁，是循环血液和血管壁的分界细胞，具有多种复杂的生理功能。血管内皮功能障碍是动脉粥样硬化发生的主要机制之一。内皮的扩血管功能障碍是动脉粥样硬化的第一步，主要原因可能是内皮源性一氧化氮（nitric oxide，NO）减少。中膜由平滑肌细胞、胶原纤维和弹性纤维组成。外膜由疏松的结缔组织构成。

二、厚度：内膜中层厚度和内膜厚度

目前临床在超声二维灰阶成像模式下测量远场颈动脉动脉管壁的 IMT。其具体测量要求包括：探头须与血管壁平行；声束应垂直于管壁；采用纵断切面与横断切面联合的扫查模式；在颈总动脉远段（分叉水平下方 1.0 ～ 1.5cm）和（或）颈动脉球部（颈内动脉起始段相对膨大处），避开动脉粥样硬化斑块，测量内膜上缘至外膜上缘之间的垂直距离，该距离即为血管壁内膜与中膜的联合厚度（图 2-1）。现有相关指南提出正常人 IMT ＜ 1.0mm，若 1.0mm ≤ IMT ＜ 1.5mm 为 IMT 增厚。

大量的前瞻性流行病学研究表明，颈动脉 IMT 是未来心血管事件的一个预测指标，独立于传统危险因素。一项 meta 分析纳入了 14 项研究中 45 828 例无症状患者的个体数据，

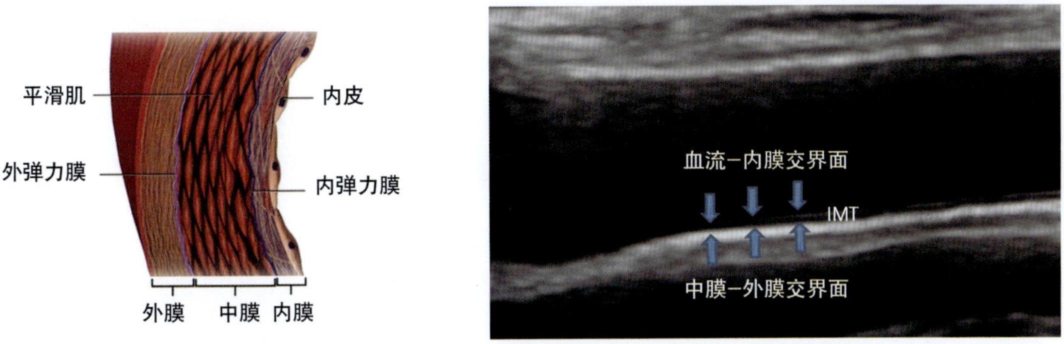

图 2-1　动脉壁的结构示意图及超声成像显示的动脉管壁内膜中层厚度（IMT）

这些患者接受了单次颈动脉 IMT 基线测量（中位随访 10.8 年），结果表明，首次心肌梗死和脑卒中的风险比（每 0.10 毫米调整颈总动脉 IMT 均数差值）为 1.09（95%CI：1.07 ～ 1.12），首次心肌梗死的风险比为 1.08（95%CI：1.05 ～ 1.10），首次脑卒中的风险比为 1.12（95% CI：1.10 ～ 1.15）。虽然单次颈动脉 IMT 测量可为心血管疾病（CVD）风险评估提供一定预测价值，但是对于大多数患者不常规行颈动脉 IMT 测量，是优选基于传统心脏危险因素的标准心血管风险评估模型。这是因为在弗雷明汉风险预测指标基础上增加平均颈总动脉 IMT 后，仅得到非常小的净重新分级预测值的增加，这对心血管危险分层没有帮助。

颈动脉其他节段 IMT 测量的研究显示，其再分级净改善值结果明显不一致。ARIC 研究和 IMPROVE 研究中，所有颈动脉节段的 IMT 平均值的引入均显著提高了再分级净改善值。而 CAPS 研究却表明，将各个不同节段（颈总动脉、颈动脉杈及颈内动脉）的 IMT 加入传统风险因素后，并没有增加再分级净改善值。同时，在一项评价连续颈动脉 IMT 测量（平均随访 7 年）与患者未来心血管事件发生之间关联性的 meta 分析中也得到了阴性结论。这些发现得到了一项更新的 meta 分析的印证，该分析纳入了 31 项研究、共 89 070 位患者，发现颈动脉 IMT 与复合终点（心肌梗死、脑卒中和血管性死亡）之间一致相关，而与血管事件风险之间则无关联。

据此，2013 版美国心脏病学会基金会（American College of Cardiology Foundation，ACCF）/ 美国心脏协会（AHA）CVD 风险评估指南不推荐在 CVD 风险评估的临床实践中常规使用颈动脉 IMT。同时，IMT 也不再被 ESC 指南推荐用于无症状患者的筛查。但是，支持该指南更新的相关研究中，颈动脉 IMT 的测量方法并非规范化操作，颈动脉 IMT 的预测价值仍有待进一步证实。

目前，主要应用 IMT 评估动脉粥样硬化疾病本身的进展情况，从而反映已知和未知的遗传及环境因素对动脉粥样硬化的净效应。此外，IMT 还可用于评估不适合通过传统危险因素评估心血管疾病风险的人群，比如有脂质代谢相关基因突变者。

2020 年由中国国家卫生健康委员会脑卒中防治专家委员会血管超声专业委员会发布的《头颈部血管超声若干问题的专家共识（颈动脉部分）》中指出：颈动脉 IMT 与斑块的测量是对颈动脉粥样硬化病变进行评估的基础。其中 IMT 是对早期动脉粥样硬化进行评估的重要指标。

动脉粥样硬化第一阶段的组织学表现为内膜局部增厚，伴富含脂质的巨噬细胞（泡沫细胞）和细胞外基质在内膜层蓄积。因此动脉内膜厚度（intima thickness，IT）的测量对于评估早期动脉粥样硬化具有重要价值。

一直以来，由于临床超声诊断设备发射频率的限制，无法准确测量动脉 IT，临床常采用 IMT 来评价动脉粥样硬化，然而该指标包含了中膜的厚度，难以精确反映发生于内膜层的动脉粥样硬化病变。随着超声技术的发展，采用较高超声波发射频率的线阵探头进行检测为精确测量动脉管壁的 IT 提供了可能。

徐铭俊等通过体外组织学验证（图 2-2），证实了应用 24MHz 高分辨率超声成像技术可精准测量动脉的 IT。该项技术对颈动脉、桡动脉、足背动脉 IT 均有良好的显示和测量效果（图 2-3）。

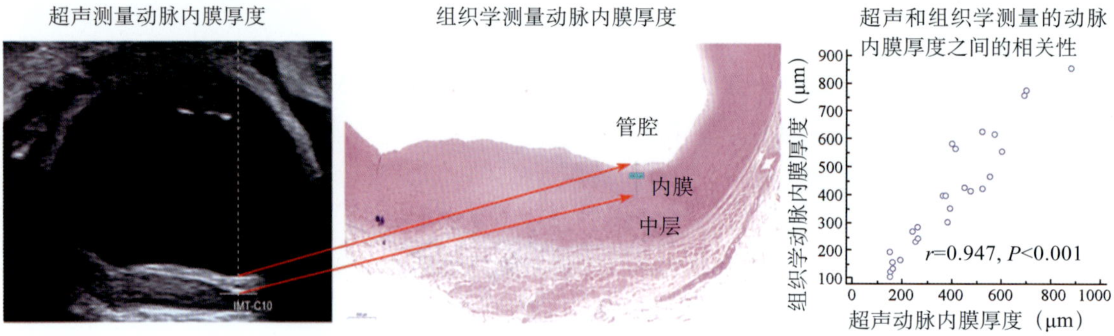

图 2-2　组织学验证 24MHz 高分辨率超声可准确测量动脉内膜厚度

引自 Xu M J, Jin S Q, Li F, et al, 2021. The diagnostic value of radial and carotid intima thickness measured by high-resolution ultrasound for ischemic stroke[J]. J Am Soc Echocardiogr, 34(1): 72-82.

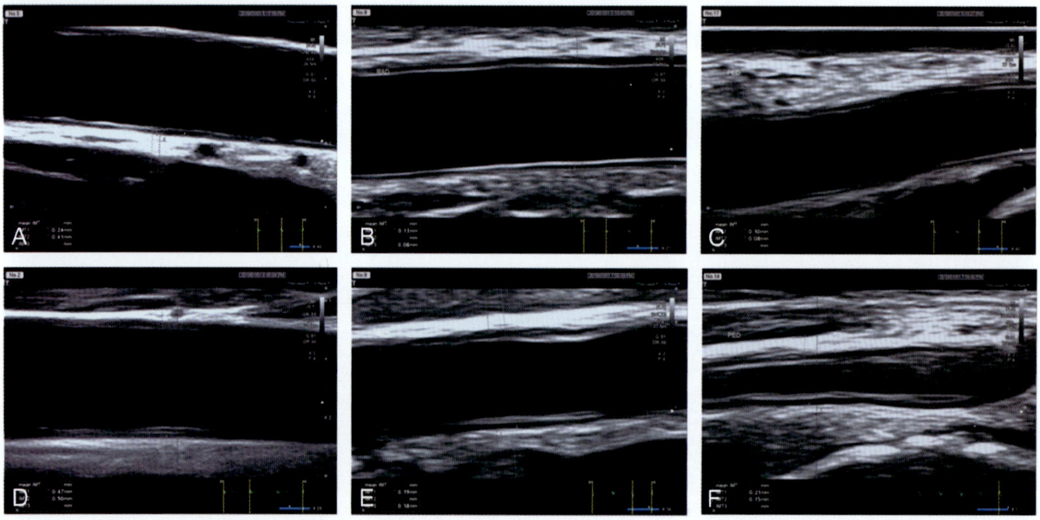

图 2-3　24M 高分辨率超声清晰显示并测量对照组和缺血性卒中患者的颈动脉、桡动脉及足背动脉的动脉内膜厚度（IT）和中层厚度（MT）

A. 对照组受试者的颈动脉 IT（CIT）和颈动脉 MT（CMT）测量；B. 对照组受试者的桡动脉 IT（RIT）和桡动脉 MT（RMT）测量；C. 对照组受试者的足背动脉 IT（PIT）和足背动脉 MT（PMT）测量；D. 缺血性卒中患者的颈动脉 IT（CIT）和颈动脉 MT（CMT）测量；E. 缺血性卒中患者的桡动脉 IT（RIT）和桡动脉 MT（RMT）测量；F. 缺血性卒中患者的足背动脉 IT（PIT）和足背动脉 MT（PMT）测量

图片来源 Xu M J, Jin S Q, Li F, et al, 2021. The diagnostic value of radial and carotid intima thickness measured by high-resolution ultrasound for ischemic stroke[J]. J Am Soc Echocardiogr, 34(1): 72-82.

三、斑块：形态、内部回声、新生血管

当局部动脉管壁 IMT ≥ 1.5mm，凸出于血管腔内或呈局限性增厚，且厚度大于相邻正常动脉管壁 IMT 的 50%时，可定义为动脉粥样硬化斑块形成。斑块依据形态，被分为规则型、不规则型及溃疡型。溃疡型斑块的特征为斑块表面纤维帽破裂不连续，形成“火山口”征，凹陷≥ 2.0mm，彩色多普勒血流成像显示血流向斑块内灌注。溃疡型斑块的表面可继发血小板聚集和血栓形成，并可能脱落导致动脉栓塞和卒中。

依据回声强弱程度，斑块可分为均质回声斑块和不均质回声斑块。均质回声斑块可进一步分为均质低回声斑块、均质等回声斑块和均质强回声斑块；不均质回声斑块内应有 20%以上面积的回声强度不一致，应进一步描述以哪种回声为主。斑块内部具有低回声或低至无回声或无回声特征，斑块内出血或大的脂质核心与斑块快速进展和心血管事件发生有关。斑块内出血可于其表面纤维帽破裂后发生，若继发血小板聚集则可形成血栓；也可于其基底部的新生血管破裂后发生。斑块内出血或大的脂质核心范围越大，斑块破裂的风险越高，而斑块破裂可加重血管狭窄的程度或导致闭塞。

超声造影（对比增强超声）及超微血管成像技术可显示斑块内新生微血管及其位置与分布范围，斑块内新生血管可促进动脉粥样硬化病变的发展，甚至诱发斑块内出血和斑块破裂，是造成斑块易损性的重要因素之一。现有研究结果表明，斑块内新生血管与斑块炎症无关。

四、要　点

1. 颈动脉 IMT 测量与斑块特征评估是动脉粥样硬化病变评估的基础。

2. 颈动脉 IMT 可用于评估不适合通过传统危险因素评估心血管疾病风险的人群，比如有脂质代谢相关基因突变者。

3. 现有临床证据不推荐将颈动脉 IMT 常规用于心血管疾病风险评估和无症状患者的筛查。

4. 对动脉 IT 的测量有望更准确地评估早期动脉粥样硬化的动脉管壁组织形态学改变。

5. 溃疡斑块、斑块内出血或大的脂质核心、斑块内新生血管形成是超声可视化评估易损斑块的主要影像学病理改变。

（李赵欢）

参考文献

茨维贝尔，2005. 血管超声学入门 [M]. 4 版 . 郑宇，华扬，译 . 北京：中国医药科技出版社：97-106.

国家卫生健康委员会脑卒中防治专家委员会血管超声专业委员会，中国超声医学工程学会浅表器官及外周血管超声专业委员会，中国超声医学工程学会颅脑及颈部血管超声专业委员会，2020. 头颈部血管超声若干问题的专家共识（颈动脉部分）[J]. 中国脑血管病杂志，17(6): 346-353.

奇鲍，巴拉基尼，2019. 神经超声指南 [M]. 邢英琦，译 . 北京：人民卫生出版社：58-59.

Baldassarre D, Hamsten A, Veglia F, et al, 2012. Measurements of carotid intima-media thickness and of interadventitia common carotid diameter improve prediction of cardiovascular events results of the IMPROVE (carotid intima media thickness [IMT] and IMT-progression as predictors of vascular events in a high risk European population) study[J]. J Am Coll Cardiol, 60(16): 1489-1499.

Davies M J, Woolf N, Rowles P M, et al, 1988. Morphology of the endothelium over atherosclerotic plaques in human coronary arteries[J]. Br Heart J, 60(6): 459-464.

de Groot E, van Leuven S I, Duivenvoorden R, et al, 2008. Measurement of carotid intima-media thickness to assess progression and regression of atherosclerosis[J].Nat Clin Pract Cardiovasc Med, 5(5): 280-288.

Den Ruijter H M, Peters S A, Anderson T J, et al, 2012. Common carotid intima-media thickness measurements in cardiovascular risk prediction: a meta-analysis[J]. JAMA, 308(8): 796-803.

Eklund C, Omerovic E, Haraldsson I, et al, 2014. Radial artery intima-media thickness predicts major cardiovascular events in patients with suspected coronary artery disease[J]. Eur Heart J Cardiovasc Imaging, 15(7): 769-775.

Fishbein G A, Fishbein M C, 2009. Arteriosclerosis: rethinking the current classification[J].Arch Pathol Lab Med, 133(8): 1309-1316.

Goff D C Jr, Lloyd-Jones D M, Bennett G, et al, 2014. 2013 ACC/AHA guideline on the assessment of cardiovascular risk: a report of the American College of Cardiology/American Heart Association Task Force on Practice Guidelines[J]. Circulation, 129(25 Suppl 2): S49-S73.

Gonçalves I, den Ruijter H, Nahrendorf M, et al, 2015. Detecting the vulnerable plaque in patients[J]. J Intern Med, 278(5): 520-530.

Kitagawa K, Hougaku H, Yamagami H, et al, 2007. Carotid intima-media thickness and risk of cardiovascular events in high-risk patients. Results of the Osaka Follow-Up Study for Carotid Atherosclerosis 2 (OSACA2 Study)[J].Cerebrovasc Dis, 24(1): 35-42.

Kitta Y, Obata J E, Nakamura T, et al, 2009. Persistent impairment of endothelial vasomotor function has a negative impact on outcome in patients with coronary artery disease[J]. J Am Coll Cardiol, 53(4): 323-330.

Knuuti J, Wijns W, Saraste A, et al, 2020. 2019 ESC guidelines for the diagnosis and management of chronic coronary syndromes[J]. Eur Heart J, 41(3): 407-477.

Lorenz M W, Gao L, Ziegelbauer K, et al, 2018. Predictive value for cardiovascular events of common carotid intima media thickness and its rate of change in individuals at high cardiovascular risk - Results from the PROG-IMT collaboration[J]. PLoS One, 13(4): e0191172.

Lorenz M W, Polak J F, Kavousi M, et al, 2012. Carotid intima-media thickness progression to predict cardiovascular events in the general population (the PROG-IMT collaborative project): a meta-analysis of individual participant data[J]. Lancet, 379(9831): 2053-2062.

Lorenz M W, Schaefer C, Steinmetz H, et al, 2010. Is carotid intima media thickness useful for individual prediction of cardiovascular risk? Ten-year results from the Carotid Atherosclerosis Progression Study (CAPS)[J]. Eur Heart J, 31(16): 2041-2048.

Nambi V, Chambless L, Folsom A R, et al, 2010. Carotid intima-media thickness and presence or absence of plaque improves prediction of coronary heart disease risk the ARIC (Atherosclerosis Risk in Communities) study[J].J Am Coll Cardiol, 55(15): 1600-1607.

Naqvi T Z, Lee M S, 2014. Carotid intima-media thickness and plaque in cardiovascular risk assessment[J]. JACC Cardiovasc Imaging, 7(10): 1025-1038.

Picano E, Paterni M, 2015. Ultrasound tissue characterization of vulnerable atherosclerotic plaque[J]. Int J Mol Sci, 16(5): 10121-10133.

Xu M J, Jin S Q, Li F, et al, 2021. The diagnostic value of radial and carotid intima thickness measured by high-resolution ultrasound for ischemic stroke[J].J Am Soc Echocardiogr, 34(1): 72-82.

Yeboah J, McClelland R L, Polonsky T S, et al, 2012. Comparison of novel risk markers for improvement in cardiovascular risk assessment in intermediate-risk individuals[J]. JAMA, 308(8): 788-795.

第 3 章

动脉管腔内血流动力学观测

动脉粥样硬化作为心血管系统疾病的主要病理机制，其特征性病理改变始于动脉内膜的早期损伤，并继发伴随脂质代谢紊乱导致的泡沫细胞浸润、氧化低密度脂蛋白沉积、细胞外基质重构，以及钙盐异位沉积等系列病理过程。内皮细胞功能失调和内膜增厚是动脉粥样硬化的早期生物学标志。而动脉粥样硬化斑块的形成，斑块常呈不规则形态，局限性或弥漫性分布，这些则是动脉粥样硬化显著的影像学表现。动脉粥样硬化可以影响全身各系统的动脉，尤其是主动脉、冠状动脉、颈动脉、脑动脉、肾动脉和下肢动脉。其中，颈动脉位于颈部表浅位置，使得超声检测更为安全和便捷。彩色多普勒超声技术因此成为早期检测颈动脉病变的理想选择，不仅可以评估颈动脉的健康状况，也被视为评估全身动脉粥样硬化的一个重要"窗口"。1986 年，Pignoli 等首次报道了通过超声技术测量颈动脉内膜中层厚度（IMT）的方法，证实了超声技术能准确测定颈动脉 IMT，这一发现显著推动了超声技术在动脉粥样硬化早期诊断中的应用。超声技术的优势不仅限于动脉管腔的观察，还能清晰显示动脉管壁的结构和形态，以及管腔狭窄的程度。这对于发现早期无临床症状的动脉粥样硬化病变尤为重要。此外，超声检查是一种非侵入性、重复性高的检查方法，对于监测动脉粥样硬化的进展及评估治疗效果具有极高的价值。在血管血流动力学的观测中，超声技术通过提供关于血流速度、流向和血流阻力的定量信息，可以帮助医师评估血管的功能状态和结构完整性。血流动力学的观测使我们能够更好地理解血流在正常与病变动脉中的差异，尤其是在动脉粥样硬化斑块形成区域的血流模式变化。例如，通过观察和分析颈动脉斑块周围的血流扰动，医师可以预测斑块可能的发展趋势和出血风险，从而提前进行干预。

一、血流动力学基础

血流动力学是研究血液在心血管系统中流动的科学，包含血流速度、血流方向、血流频谱形态等多种常规参数，以及后来新兴的血流向量标测参数。这些参数不仅反映了血管的健康状况，也是评估心血管疾病的重要工具。

1. *血流速度* 是指血液在单位时间内通过某一截面的速率，通常以厘米 / 秒（cm/s）为单位。血流速度的测量对于评估血管狭窄程度非常有用。例如，狭窄区域的血流速度会显著增高，这是由于血液必须在缩小的空间内加速流动以维持足够的血流量。

2. 血流方向　是指血液在血管中的流动方向，是可以帮助识别血液流动正常与否的关键指标。在健康的动脉中，血流方向通常是单一向前的；然而，在某些病理条件下，如动脉瘤或严重的动脉粥样硬化，血流可能会出现逆流或涡旋，这些都是疾病存在的标志。

3. 血流频谱形态　是通过超声设备记录的血流速度随时间变化的图形。正常的血流波形呈现特定的模式，反映了心脏周期中心脏搏动的影响。在心脏舒张期，血流速度减慢；而在收缩期，血流速度加快。异常的波形，如斑块形成或血管硬化，会在波形图上表现出不规则的变化，如尖峰或双峰现象，这些可以指示血管内部的病理改变。

4. 血流向量标测　是一种通过超声技术实现的新兴的测量技术，用于详细分析血流的方向性和复杂性。该技术不仅能记录血流的速度和方向，还能绘制血流的动态路径。向量标测通过测量和显示血液在每个点上的速度矢量，帮助医师更精确地理解受累血管区域的血流行为。血流向量标测的应用极大地增强了超声对血管病理状态的评估能力。例如，在动脉粥样硬化的环境中，血流可能会因局部血管形态的改变而显示出异常的向量、能量损耗和剪切应力。通过精确的向量分析，医师可以发现可能导致血流紊乱的狭窄或斑块，这对于评估动脉病变的严重程度和潜在的斑块出血风险至关重要。此外，血流向量标测可以揭示血流在动脉系统中的涡旋形成，是评估血管内血流动力学异常的重要指标。涡旋的存在往往与血管壁不均匀和血流阻力增加有关，这些都是心血管事件风险增加的潜在因素。

这些血流动力学参数的综合分析有助于评估血管的整体功能和检测潜在的心血管疾病。超声技术为此领域提供了一个非侵入性、实时的观察手段，使得动脉的健康评估更加直观和精确。

常规超声检测

在动脉粥样硬化的早期阶段，超声检查通常可观察到内膜增厚，而且动脉内膜的回声可能出现不连续和增强现象，增厚部分不一定明显。粥样物质的不对称沉积主要集中在血管内膜的弹力层，这种沉积不仅会影响血管的结构完整性，还可能导致血管腔内径的代偿性肥大。这种血管内径的增大是超声检查中重要的观察指标，因为它可以反映出血管壁在病理过程中的变化。超声频谱多普勒技术在此阶段发挥着关键作用，它可以精确测量动脉管腔内的血流速度，并观察由动脉粥样硬化导致的狭窄区域的血流速度梯度变化。这种测量涉及狭窄段、狭窄近心段（即狭窄区上游）和狭窄远端（即狭窄区下游）的血流速度，特别是收缩期峰值流速（peak systolic velocity，PSV）和舒张期末流速（end diastolic velocity，EDV）。通过比较这些不同部位的流速，如计算狭窄段与狭窄近心段或狭窄段与狭窄远端流速的比值，可以更精确地评估动脉狭窄的程度。在正常动脉中，收缩期的血流速度在动脉中心较高且相对一致。然而，狭窄会导致显著的血流紊乱，表现为异常高速的血流和射流现象。射流现象不仅增加了局部血流动力学的复杂性，还可能导致进一步的内膜损伤，加速动脉粥样硬化进展。此外，通过超声图像，医师可以观察到狭窄区域的血流扰动，这些扰动在动脉狭窄评估中具有重要的诊断价值。

2021 年发表的正常中国人群颈动脉血流动力学的多中心研究报告，列出了颈动脉超声基础血流动力学参数的正常参考值范围（表 3-1）。

表 3-1　颈动脉超声参数的正常参考值范围

人群特征	平均值	左侧颈总动脉	右侧颈总动脉
PSV（cm/s）			
总人群（*n*=1544）	86.71±16.64	89.31±18.39	84.12±17.43*
男性（*n*=581）	89.61±16.71	91.65±18.38	87.57±17.42*
女性（*n*=963）	84.96±16.35	87.90±18.26	82.03±17.11*
P（男女对比）	＜0.001	＜0.001	＜0.001
EDV（cm/s）			
总人群（*n*=1544）	25.35±5.06	26.41±5.96	24.29±5.68*
男性（*n*=581）	24.92±5.23	25.71±5.94	24.13±5.87*
女性（*n*=963）	25.61±4.94	26.83±5.87	24.38±5.56*
P（男女对比）	0.01	＜0.001	0.43
RI			
总人群（*n*=1544）	0.70±0.06	0.70±0.06	0.71±0.08*
男性（*n*=581）	0.72±0.05	0.71±0.06	0.72±0.06*
女性（*n*=963）	0.70±0.06	0.69±0.06	0.70±0.09*
P（男女对比）	＜0.001	＜0.001	＜0.001
PI			
总人群（*n*=1544）	1.49±0.32	1.47±0.36	1.50±0.36*
男性（*n*=581）	1.61±0.36	1.60±0.41	1.62±0.39
女性（*n*=963）	1.42±0.28	1.40±0.30	1.44±0.32*
P（男女对比）	＜0.001	＜0.001	＜0.001

注：PSV. 收缩期峰值流速；EDV. 舒张期末流速；RI. 血管阻力指数；PI. 搏动指数。
*$P < 0.05$，左侧与右侧颈总动脉对比。

1. *血流速度*　在正常的动脉中，血流速度的变化与心脏的搏动周期密切相关。在心脏收缩期，心脏泵出血液，导致血流速度迅速上升，并在这一阶段早期达到峰值。这种快速的上升反映了动脉系统良好的反应能力和健康的血管弹性。达到峰值后，随着心脏进入舒张期，血流速度开始下降，血管内压力的降低使得血液流速减慢。在舒张期，特别是在血流速度下降过程中，可以观察到折返血流。折返血流，又称为逆向血流，是指部分血液在动脉系统中短暂逆流的现象，这在健康动脉中是正常且有益的，因为它有助于血液在血管中的均匀分布，同时减少血液对血管壁的压力，防止血管过度扩张和损伤。折返血流在超声检查中通过多普勒波形图清晰可见。多普勒波形图显示了血流速度随时间的变化情况，折返血流表现为波形图上的负向波动，即血流速度在短时间内反向移动。这种波形特征在超声诊断中非常重要，因为它不仅显示了血液流动的动态变化，也反映了血管内压力和血管壁弹性的健康状态（图 3-1），折返血流的持续时间和强度可为诊断某些血管功能障碍提供线索。例如，在动脉硬化或血管狭窄的情况下，折返血流可能会受到影响，显示出异常的波形变化，如折返血流减少或消失，可能表明血管弹性降低和血流动力学的显著改变。

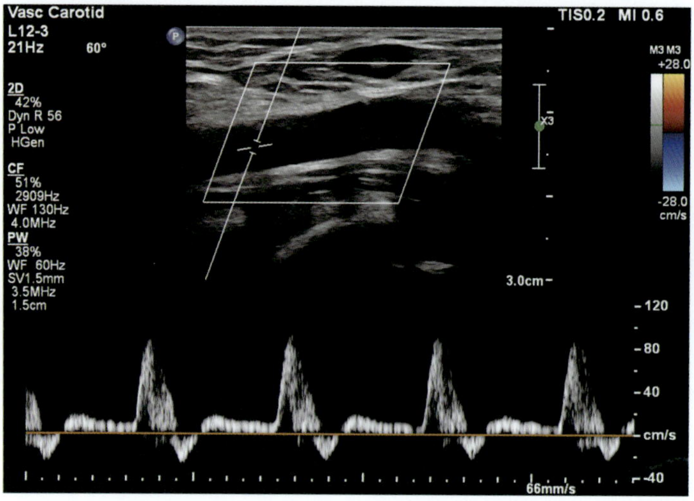

图 3-1 正常动脉管腔内层流血流频谱形态

对于动脉狭窄性病变，超声检测不仅能显示血流速度的变化，还能通过计算各种反映血流波动性和阻力的指数，定性分析血流速度波形的特征。这些指数包括阻力指数和脉冲指数，都是评估血管阻力和血流状态的重要工具。在动脉狭窄的情况下，尤其是在狭窄区域的远端，超声通常可以观察到明显的血流速度波形变化，通常表现为钝化，即波形的峰值不再尖锐。这种变化是狭窄后血流速度降低和血流量减少导致的。波形变钝反映了血液通过狭窄区域后能量损失的增加。正常情况下，折返血流有助于血液在血管中的均匀分布和血管壁压力的降低。然而，在动脉狭窄的远端，由于血流动力学的显著改变，折返血流可能会完全消失，这反映了血流在通过狭窄区域后的非理想分布和可能的血管壁压力增加。这些超声波形特征的变化对于诊断动脉狭窄具有重要价值。医师可以利用这些信息来评估狭窄的严重程度和潜在的血流动力学影响。此外，动脉狭窄所引起的血流速度和波形的改变还可以指示需要进一步的介入治疗或药物治疗，以恢复正常的血液流动并减轻狭窄带来的负面影响（图 3-2，图 3-3）。

2. 血管阻力指数（resistance index，RI） 也被称为 Pourcelot 指数，是通过超声频谱多普勒技术计算得到的一个重要血流动力学参数。RI 通过公式计算得出：RI=（PSV − ESV）/PSV。其中，PSV 代表收缩期的最高流速，而 EDV 是舒张末期的最低流速。这个指数反映了血液在心脏收缩期和舒张末期之间的速度变化，从而提供了有关血管阻力的重要信息（图 3-4）。

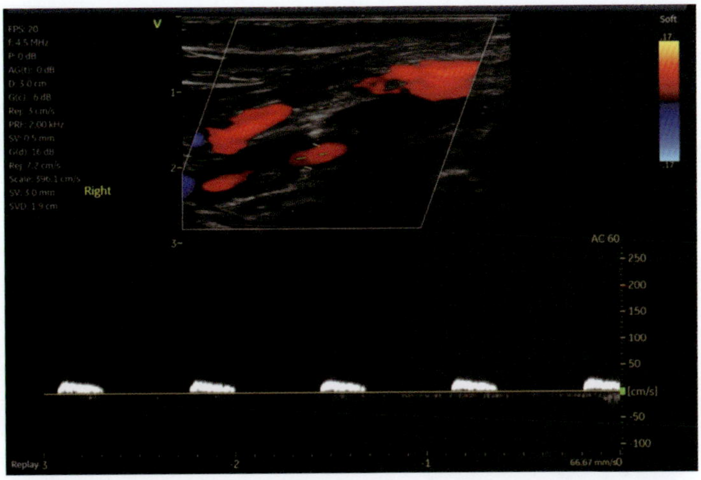

图 3-2　动脉管腔狭窄远端的低速、缓慢升降血流频谱形态

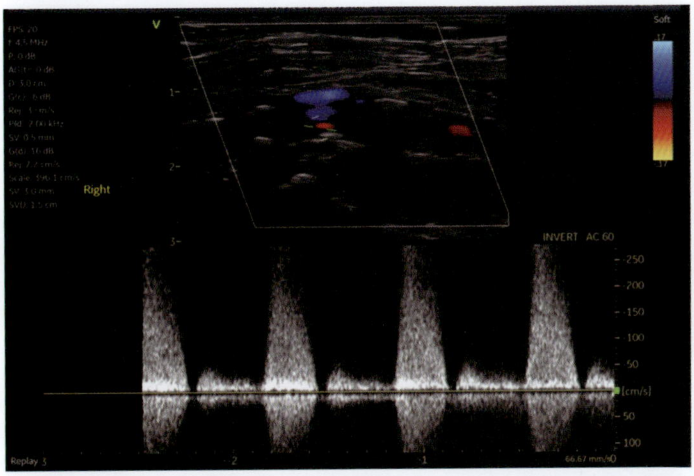

图 3-3　动脉管腔狭窄处高速高阻血流频谱形态

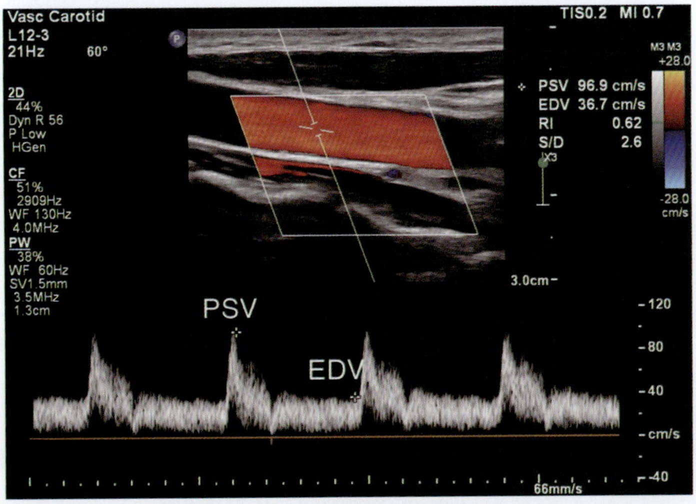

图 3-4　正常动脉管腔内层流血流 RI

RI 作为一种血流动力学的度量，反映了血管的弹性状况和血流阻力的大小。RI 综合了收缩期和舒张期的血流信息，能够较好地反映血管的顺应性、管腔的流量及脏器的血流灌注情况。高 RI 值通常指示着血管前方存在较大的阻力，这可能是血管狭窄、血栓形成或血管硬化等病理状态所致。在舒张末期，心脏的推动力最弱，此时血流主要依赖血管本身的弹性回缩来维持。因此，任何增加血流前方阻力的因素，如狭窄或血栓，都会导致血管阻力的显著增加，影响整个心脏周期中的血流，特别是舒张末期。这种现象在超声检测中表现为舒张期血流的显著抑制，甚至在极端情况下，舒张期频谱可能完全消失，只留下收缩期的单峰血流。

随着血管阻力的进一步升高，动脉舒张期的血流频谱逐渐减弱直至消失，这种情况下 EDV 可能趋近于 0，导致 RI 达到最大值 1。这种情况通常见于严重的血管闭塞或极度的血管硬化。此外，如果阻力继续增加，即便在收缩期，PSV 也将进一步下降，这反映了血管功能已严重受损，血流几乎无法克服前方的高阻力（图 3-5）。

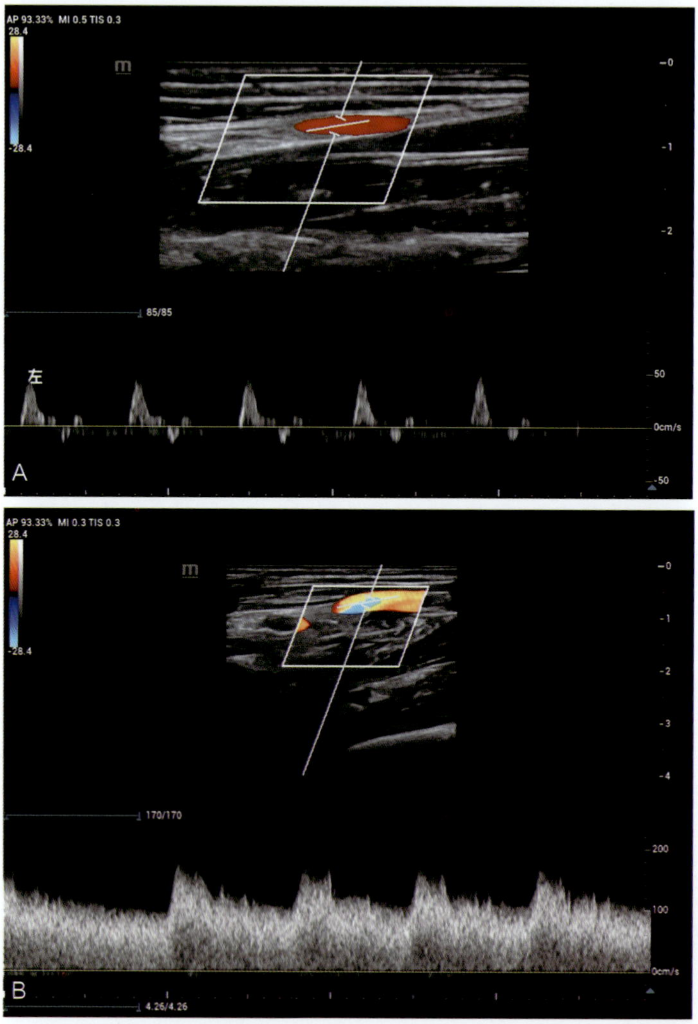

图 3-5 桡动脉术前术后血流频谱对比

A. 内瘘术前，阻力高；B. 内瘘术后，阻力低

RI 可用于颅外段颈动脉、肾动脉、颅内动脉等动脉血流的评估。

颅外段颈动脉是动脉粥样硬化和相关心血管事件的常见部位。研究表明，颅外段颈动脉的 RI 值增高与动脉粥样硬化及脑梗死的风险增高密切相关。当前，许多学者将颈动脉的 RI 值与颈动脉 IMT 相结合，以预测心血管事件的风险。这种方法通过量化血管壁的厚度和血流阻力提供了一种可靠的评估心血管健康状况的方式。

当肾动脉的 RI 值增加时，通常表明存在肾动脉狭窄或痉挛等病变。肾动脉粥样硬化、大动脉炎和先天性肾动脉发育不良都可能引起 RI 值的升高。此外，慢性肾小球肾炎、肾功能不全、移植肾的急慢性排异反应及尿道阻塞等疾病也会导致肾动脉 RI 值的升高，这些信息对于诊断和监测肾脏疾病具有极高的临床价值。

对于颅内动脉，RI 的测量可以揭示大脑中动脉的病理状态，特别是在动脉硬化的背景下。RI 值的升高可能提示大脑中动脉近端或远端存在狭窄，这对于早期识别潜在的脑血管疾病非常重要。通过定期监测颅内动脉的 RI，可以及早发现血管病变，并采取适当的治疗措施以防止严重的脑血管事件，如卒中。

3. 搏动指数（pulsatility index，PI）　PI 是通过超声技术评估血管阻力的另一重要参数，其计算公式为 PI=（PSV － EDV）/MV。其中，MV（mean velocity）是管腔内的平均血流速度。PI 提供了关于整个心动周期中血管阻力的综合信息，通常应用于动脉系统。

PI 的变化可以反映血管内膜的功能状态。例如，当血管内的收缩阻力增加时，通常会观察到 PI 值的升高。这种升高表明血流阻力加大，血管的顺应性下降，动脉硬化的可能性增大。因此，PI 不仅是血流速度和血流方向的补充参数，还能有效指示远端血管床的血流阻力情况。

在临床实践中，PI 的测量尤其在老年人及患有糖尿病、高血压、颅内高压、血管性痴呆和微血管病变的患者中显示出极高的价值。研究表明，即使在血压正常的糖尿病患者中，在没有脑梗死的情况下，PI 值也可能升高，暗示着微循环障碍和血管功能的早期变化。当这些患者的病情进展至脑血管病时，PI 值的升高更为显著，故 PI 值升高可以提示疾病进展和潜在的严重血管并发症。

二、血流向量成像

颈动脉超声在临床上广泛应用，可有效评估动脉粥样硬化的进展。我们通过测量动脉粥样硬化早期病变的形态学、IMT 或斑块大小、狭窄病变处的血流速度来评估狭窄程度。颈动脉超声能够捕捉到管腔内血流动力学的复杂互动，如血流方向的变化、流量的大小变化，以及这些参数如何在心脏搏动过程中不断变化。这种动态的观察提供了对血管壁状态和血流模式的深入理解，有助于识别可能的血管功能障碍。尽管如此，临床上对这些高级超声技术的应用并不充分。当前的临床实践中往往更侧重于解读静态的形态学改变，如 IMT 的增加和斑块的形成，而对血流动力学参数的综合分析及其对血管功能评估的深远影响考虑不足。这可能限制了对动脉粥样硬化及其相关疾病风险评估的全面性和准确性。此外，血流动力学的变化，如斑块周围的涡流形成或血流速度的异常增加，可能预示着斑块的不稳定性和破裂风险。这些动态变化对于动脉粥样硬化的管理和干预策略的制订至关重要，但在日常临床评估中常被忽视。

血流向量成像（vector flow mapping，VFM）技术已成为一种革命性的超声诊断工具，特别是在对动脉粥样硬化及其相关心血管疾病的评估中。VFM 技术通过提供更精确的血流速度向量和方向信息，能够绘制出血流在血管内的实时流动图像，这种能力使其在观察血流动力学变化方面具有独特的优势。VFM 技术通过分析血流的速度向量，不仅能观测到血流速度的绝对值，还能精确地描述血流的方向和形态，包括复杂的血管结构如动脉狭窄或斑块周围的血流模式。这些详细的血流信息有助于揭示血液在受累血管中的流动方式，特别是在狭窄或不规则的血管段产生涡流和逆流的机制，这些都是评估斑块稳定性和破裂风险的关键因素。

（一）能量损耗

在血管系统中，血流通常呈层流状态，即血液以同心圆层的形式有序流动。在这种流动模式下，每个圆层的血流速度不同，中央层的血流速度最快，而靠近血管壁的血流速度最慢。这种速度差异导致了层与层之间的摩擦，从而引发能量损耗（energy loss，EL）。能量损耗的多少主要取决于血管直径和血流速度。

在较小的血管和微循环系统中，由于血管直径小，即使是中央层的血液也与血管壁相距较近，这使得血流速度显著减慢，从而增加了血流阻力和能量损耗。在这些小血管中，摩擦力的影响尤为显著，因为血液流动所需克服的阻力相对较大。相比之下，在大血管（如主动脉或大静脉）中，由于血管直径大，中央轴与血管壁的距离远，血流的层流状态较为稳定，摩擦引起的能量损耗相对较小。然而，即便在这些大血管中，当血流通过血管的弯曲、分叉或狭窄部位时，层流也可能被扰乱，导致摩擦力和能量损耗的显著增加。这种扰乱不仅影响血流效率，还可能导致血流动力学不稳定，增加局部血管的损伤风险。

此外，血液中血细胞之间的相互作用也是影响能量损耗的一个重要因素。血细胞在流动过程中会相互碰撞和摩擦，特别是在血流速度较快或血细胞浓度较大的情况下，这种内部摩擦同样会导致额外的能量损失。

（二）壁面剪切应力

据报道，壁面剪切应力（wall shear stress，WSS）是一个与血管特征密切相关的参数，与炎症、内皮细胞凋亡、斑块形成和破裂相关。WSS 的变化反映了血管内皮细胞所处的生物力学环境，对维持血管健康或延缓疾病进程具有重要作用。

一些研究已确定低 WSS 是斑块开始和进展的一个重要决定因素。特别是从颈总动脉分叉处到颈内动脉起始部，这一区域是众所周知的斑块发生的常见部位，复杂的湍流动力学往往在低 WSS 下发生，进而导致动脉粥样硬化的进展（图 3-6）。虽然低 WSS 可能导致斑块形成，但高 WSS 也可以稳定斑块。虽然有研究发现 WSS 和年龄或 IMT 之间存在相关性，且 WSS 的定量值与年龄呈负相关，也与 IMT 呈负相关，但年龄可能是 IMT 增厚的混杂因素。在血管内膜增厚之前，适当控制 WSS 可以预防早期动脉硬化的进展，但仍有必要考虑 WSS 与导致动脉硬化进展的各个因素之间的关系，如血糖因素对 WSS 的影响。有研究表明，2 型糖尿病患者颈动脉中段和近分叉处的平均 WSS 低于正常人（图 3-7）。未来对血管壁血流动力学影响的流变学评估的研究可能阐明新生血管的萌生过程及壁内出血和斑块破裂的原因，这些研究可能揭示动脉粥样硬化的过程，并为临床医师建立斑块脆弱性的新指标，同时，VFM 方法亦有利于随访（图 3-8）。

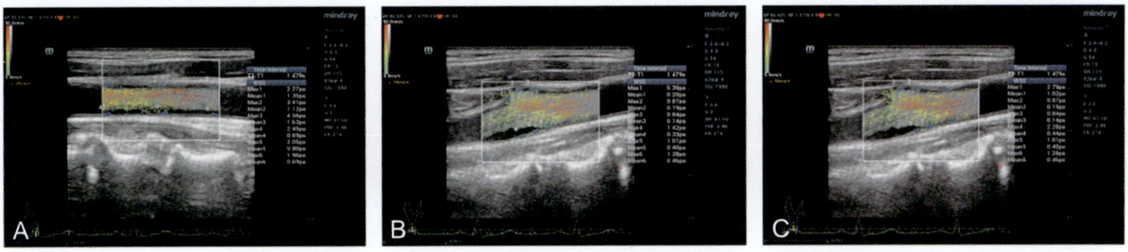

图 3-6　颈总动脉不同节段壁面剪切应力（WSS）的测量结果

A. 测量 CCA 中段 WSS；B. 测量 CCA 分叉处 WSS；C. 测量 CCA 近分叉处 WSS

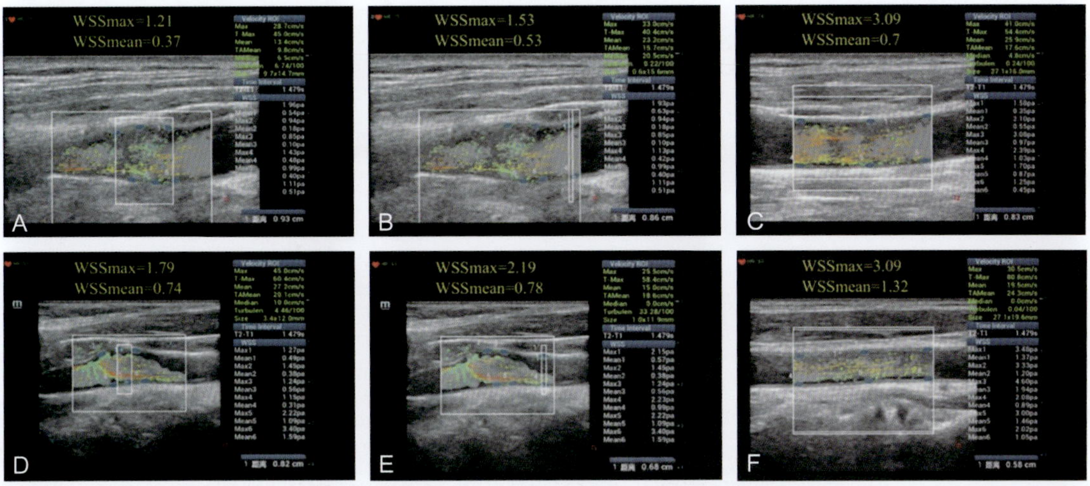

图 3-7　糖尿病患者颈动脉 WSS 测量结果比较

A～C. 1 例糖尿病组受试者测量结果；D、F. 1 例对照组受试者测量结果；图 A、D 为颈总动脉分叉处测量结果，图 B、E 为颈总动脉近分叉处测量结果，图 C、F 为颈总动脉中段测量结果

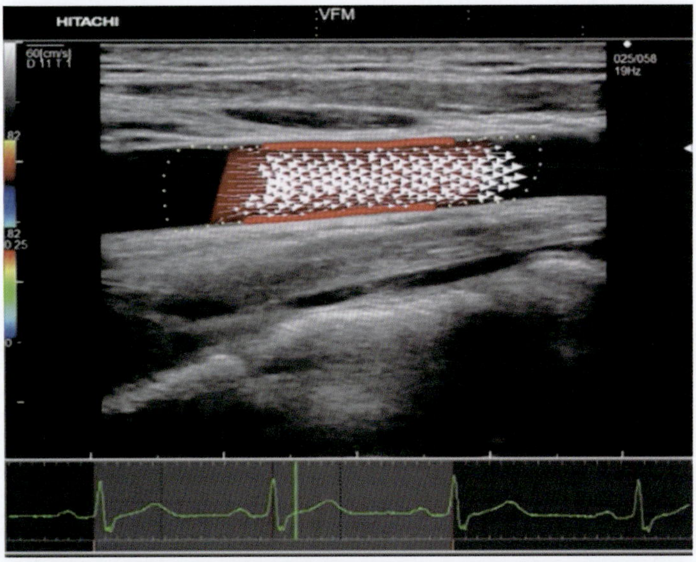

图 3-8　血流向量成像（VFM）参数示意图

图中箭头为管腔内血流矢量方向，红色线条可视化了血管壁的 WSS

三、要　点

1. IMT 增厚是动脉粥样硬化的早期指征，斑块形成是其典型标志。

2. 血流速度、RI、PI 是传统且常用的评价动脉硬化、狭窄的指标。

3. VFM 作为评估管腔内血流动力学的新指标，值得关注。针对其临床应用价值的探索也在持续进行。

（王斯佳）

参考文献

曹雯佳，刘学兵，罗安果，等，2024. 超声矢量血流成像对 2 型糖尿病患者颈动脉壁剪切应力的研究 [J]. 中华医学超声杂志 (电子版), 21(7): 709-717.

高山，黄家星，2004. 经颅多普勒超声 (TCD) 的诊断技术与临床应用 [M]. 北京：中国协和医科大学出版社.

张雄伟，牛俊英，2003. 动脉搏动指数对评价糖尿病脑血管病变的意义 [J]. 中国糖尿病杂志，11(4): 272-274.

张耀，王振花，徐峥嵘，2017. 肾动脉阻力指数诊断早期肾脏损害的研究进展 [J]. 医学综述，23(21): 4281-4286.

朱颖辉，高秀林，2008. 肾动脉阻力指数在高血压患者早期肾损害中的变化 [J]. 实用临床医学 (江西), 9(3): 31-34.

Malek A M, Alper S L, Izumo S, et al, 1999. Hemodynamic shear stress and its role in atherosclerosis[J]. JAMA, 282(21): 2035-2042.

Muth S, Dort S, Sebag I A, et al, 2011. Unsupervised dealiasing and denoising of color-Doppler data[J]. Med Image Anal, 15(4): 577-588.

Ridger V, Krams R, Carpi A, et al, 2008. Hemodynamic parameters regulating vascular inflammation and atherosclerosis: a brief update[J]. Biomed Pharmacother, 62(8): 536-540.

Saito K, Abe S, Kumamoto M, et al, 2020. Blood flow visualization and wall shear stress measurement of carotid arteries using vascular vector flow mapping[J]. Ultrasound Med Biol, 46(10): 2692-2699.

Schweizer J, Mück-Weymann M, Klemm E, 1996. Measurements of blood flow velocity by means of TCD and TCCD[J].Ultraschall Med, 17(2): 68-71.

Tuenter A, Selwaness M, Arias Lorza A, et al, 2016. High shear stress relates to intraplaque haemorrhage in asymptomatic carotid plaques[J]. Atherosclerosis, 251: 348-354.

Xue Y, Li J R, Zhao F, et al, 2005. Ultrasound evaluation of the carotid artery hemodynamics in hypertensive elders[J]. Chin J Clin Rehabil, 9(27): 210-212.

Yin L X, Ma C Y, Wang S, et al, 2021. Reference values of carotid ultrafast pulse-wave velocity: a prospective, multicenter, population-based study[J]. J Am Soc Echocardiogr, 34(6): 629-641.

第 4 章

生物标志物和其他医学影像标志的整合评估

一、生物标志物

动脉粥样硬化（atherosclerosis，AS）因较高的发病率和病死率，已成为一个全球性的健康问题。然而，大多数传统危险因素都只能提示 AS 已经进入中晚期。因此，发现能够预测早期 AS 的新型且常见的实验室生物标志物尤为迫切。

炎症介质

许多研究已经阐明 AS 过程中炎症的分子机制，普遍认为先天和适应性免疫反应在 AS 的发生和发展中起着关键作用。内皮损伤、脂质代谢异常和血流动力学损伤可引发早期的 AS，并且伴随着内皮细胞炎症介质的改变，进一步推动 AS 的进程。粥样硬化斑块中所有促炎信号的协同作用不仅增强了炎症反应，也破坏了组织的稳定性，免疫细胞和血管内皮细胞释放多种促炎介质，激活细胞因子、趋化因子、生物活性脂质复合物和黏附分子等，不断维持和增强局部炎症，推动 AS 病变的发展。

在各种非特异性炎症刺激后，C 反应蛋白（C-reactive protein，CRP）、红细胞沉降率（erythrocyte sedimentation rate，ESR）水平升高，而越来越多的证据表明，通过高敏度法测定超敏 C 反应蛋白（high-sensitivity C reactive protein，hs-CRP）可以独立于传统风险因素来预测心血管事件。基于这些发现，hs-CRP 不仅成为心血管风险预测的可靠生物学标志物，还是心血管风险评估的有用工具。

超重或肥胖儿童的动脉内皮功能障碍和血管损伤是 AS 的早期表现，其体重指数与 ESR、IMT、CRP 线性相关，因此可以用 ESR、CRP 作为早期 AS 检测指标。

他汀类药物用于预防的正当性：评估瑞舒伐他汀的干预试验（justification for the use of statins in prevention：an intervention trial evaluating rosuvastatin，JUPITER）表明，hs-CRP 是未来心血管事件的一个重要的临床生物标志物，但该试验无法解决 CRP 本身是否对 AS 的发生起到任何因果作用的问题，也无法证明直接抗炎疗法可减少 AS 相关的心血管事件。另外，几项体外和体内研究表明，CRP 具有直接的促炎症作用，对 AS 的危害不低于高脂血症或高血压等传统风险因素。尽管关于 CRP 在 AS 发展过程中的作用存在相互矛盾的结果，但作为简单易获取的指标，hs-CRP 依然是心血管疾病一级和二级预防中有用的生物标志物。

白细胞介素 -6（interleukin-6，IL-6）是一种多效性细胞因子，由巨噬细胞和 T 细胞在免疫反应和炎症的早期阶段产生，参与先天和获得性免疫全过程，用于调节急性和慢性炎症。研究发现，冠心病患者的血液中 IL-6 水平高于健康受试者，并且疾病程度越严重，炎症标志物的生物分子水平就越高。另外，在斑块破裂的病例中，IL-6 水平显著升高。IL-6 遗传性缺陷会加剧饮食和病原体相关的 AS 斑块形成，因此 IL-6 还可能是预测 AS 斑块破裂风险的潜在标志物。

基质金属蛋白酶（matrix metalloproteinase，MMP）参与介导 AS 稳定病变向不稳定方向的发展。多种类型细胞均能分泌 MMP，其中最常见的是巨噬细胞。MMP-9 和 MMP-2 是与 AS 斑块稳定性密切相关的基质金属蛋白酶家族成员。MMP-9 也称为明胶酶 B，主要由活化的巨噬细胞和血管平滑肌细胞（vascular smooth muscle cell，VSMC）产生，在 AS 的进展中发挥着关键作用。MMP-9 水平降低能延缓整个主动脉的 AS 进程，并减少巨噬细胞浸润和胶原沉积。临床研究表明，AS 易损斑块中的 MMP-9 水平高于非易损斑块和正常对照组，提示 MMP-9 与 AS 斑块易损性呈正相关。动物研究显示，AS 动物模型的主动脉和外周血管中 MMP-9 的表达水平显著升高，且与 AS 病变程度呈正相关，使得 MMP-9 成为预测 AS 斑块易损性的最重要的生物学指标。MMP-2 是血管重塑的独立危险因素，也是参与降解机制的关键酶之一。当 AS 发生时，受损的内皮促使单核巨噬细胞和内皮细胞分泌 MMP-2。MMP-2 参与刺激细胞外基质降解，并促进 VSMC 的增殖和迁移。在 AS 早期，有活性的 MMP-2 可降解内皮细胞的基膜，降低内皮细胞的防御能力，进而导致低密度脂蛋白（LDL）进入细胞内膜。MMP-2 缺乏可减少载脂蛋白 E 敲除（apolipoprotein E-deficient，$apoE^{-/-}$）小鼠 AS 斑块病变的形成；MMP-2 还可通过促进 SMC 积聚诱导斑块稳定性。研究还发现，MMP 其他成员，如 MMP-12 缺乏导致了 $apoE^{-/-}$ 小鼠的斑块体积减小；MMP-13 缺乏虽然对斑块发展没有影响，但降低了斑块中胶原蛋白的含量。

促炎性细胞因子在 AS 相关炎症中发挥重要作用，包括 IL-1β、TNF-α、IFN-γ 和 5- 脂氧合酶（5-lipoxygenase，5-LO）。IL-1β 由活化的巨噬细胞、中性粒细胞和内皮细胞产生。与空白对照组织相比，AS 病变组织中 IL-1β 的表达升高，故 IL-1β 可被视为 AS 抗炎治疗的临床潜力靶点。使用 IL-1β 特异性单克隆抗体可预防心血管疾病的发生。

γ 干扰素（interferon-γ，IFN-γ）可以激活巨噬细胞，加快促炎信号转导、脂质摄取和泡沫细胞形成。抗 IFN-γ 治疗虽然受到心血管疾病相关不良事件的阻碍，但 IFN-γ 信号通路的下游成分可用于开发抗 AS 疗法。5-LO 已成为减少斑块炎症的潜在治疗靶点。抑制 5-LO 不仅可减缓 AS 小鼠模型中的斑块进展，还能减少高胆固醇血症兔的内膜增厚和巨噬细胞浸润。因此，以上各类促炎因子均有可能成为 AS 早期的预测指标。

1. 肝脏转氨酶　天冬氨酸转氨酶（aspartate aminotransferase，AST）主要分布在心肌，其次是肝脏、骨骼肌和肾脏等组织。丙氨酸转氨酶（alanine transaminase，ALT）存在于各种细胞中，尤其是肝细胞。研究发现，慢性肝病会影响心血管疾病的预后。在无症状人群中，血清 ALT 升高（即使处于正常水平高值）被视为 AS 的危险因素。当血脂异常伴随 ALT 升高，将进一步增加心血管疾病风险。过去，AST/ALT 比值常被用来反映各种慢性肝病，而目前认为较高的 AST/ALT 比值也可能是心血管疾病的标志物。ALT/AST 与 AS 的关系可能与以下方面有关：首先，ALT 直接与肝脏脂肪含量相关，并且升高的 ALT 也与非酒精性脂肪性肝病（nonalcoholic fatty liver disease，NAFLD）风险增加相关；其次，AST/ALT 比值是胰岛素抵抗的一个指标，而胰岛素抵抗又与 AS 密切相关。

γ- 谷氨酰转移酶（gamma glutamyltransferase，GGT）是催化 γ- 谷氨酰部分转移到受体氨基酸的酶，在谷胱甘肽的合成和降解中起关键作用。最近的研究表明，血清 GGT 是氧化应激的标志物。因此，Yamada 等提出，血清 GGT 升高是系统性炎症激活和氧化应激增加的独立标志物，并且代谢综合征（metabolic syndrome，MS）患者 GGT 的升高可能会进一步恶化 AS 的状态。

由于目前关于肝脏转氨酶和 AS 相关性的统计显著性较弱，需要进一步的前瞻性研究来评估血清转氨酶升高是否可能是未来心血管事件的独立预测因子，以及它们的相关性是否在心血管风险方面具有叠加效应。

2. *肾功能不全标志物*　肾功能不全通过增加炎症、扰乱脂质代谢及其他机制不断加速 AS 的发展。在动脉管壁内皮下滞留的血浆脂蛋白触发单核细胞衍生成巨噬细胞和辅助性 T 细胞 1（T helper 1 cell，Th1 cell），形成 AS 斑块。

仅存在肾功能异常而没有任何其他风险因素的孕妇，AS 相关疾病的发病率及住院率风险均有所增加。较低水平的血清尿素（7mmol/L）与较低的不良心血管事件（major adverse cardiovascular events，MACE）发生率和心血管疾病（cardiovascular disease，CVD）住院风险独立相关，而血清肌酐轻微升高（72 ～ 88μmol/L）与重大事件导致的住院风险显著增加相关。Bosevski 等发现血浆中尿素浓度是主动脉斑块面积分数变化的唯一显著预测因子。此外，Apostolov 等发现在慢性肾衰竭患者体内，尿素不仅可能直接引起内皮功能障碍并促进 AS 进程，还与全身胰岛素抵抗有关，可以作为预测早期 AS 的生物学标志。尿素加速 AS 发展的分子机制可能与尿素通过自发的非酶促反应参与低密度脂蛋白（low-density lipoprotein，LDL）的氨甲酰化有关，而修饰后的 LDL 会导致血管损伤，最终引发 AS 病变。

Santana 等发现，尿酸（uric acid，UA）及其代谢物尿囊素和颈总动脉内膜中层厚度（common carotid intima-media thickness，c-IMT）之间存在显著的强相关性，表明其可能是血管疾病进展早期的相关标志物。Wang 等指出，血清尿酸（serum uric acid，SUA）可能是年轻人亚临床 AS 的早期生物标志物，并且从中年开始，是与体重指数无关的独立生物学标志。研究人员已经提出了几种可能的机制来解释 SUA 增加与 CVD 之间的关系。例如，不良反应可归因于 SUA 生成的氧化剂副产物，导致内源性一氧化氮（NO）进一步反应，降低 NO 的生物利用度，并诱导内皮功能障碍。另外，黄嘌呤氧化酶（xanthine oxidase，XOD）也早已被证实与 AS 的病理过程和心脏组织损伤广泛相关。流行病学研究表明，高尿酸血症与高血压、肾病和其他心血管疾病风险因素（如肥胖和 MS）之间也存在联系。因此，关于高尿酸血症是独立预测 CVD 风险的生物学指标还是增强经典 CVD 风险因素的争论，仍需要更多的研究来证实。

半胱氨酸蛋白酶抑制剂 C（cystatin C）是一种小分子内源性半胱氨酸蛋白酶抑制剂，被认为是反映肾小球滤过率的可靠内源性标志物。半胱氨酸蛋白酶与其抑制剂 C 之间的不平衡可能导致细胞外基质的降解，增加单核细胞 / 巨噬细胞向内膜迁移的能力，从而加速 AS 的发展。在未确诊慢性肾脏病的患者中，通过 CT 和冠状动脉造影发现血清胱抑素 C 水平与斑块形态正相关。另外，在轻度肾功能损害的受试者中，胱抑素 C[而非估算肾小球滤过率（estimated glomerular filtration rate，eGFR）] 与心血管疾病的发生也存在相关性。因此，血清胱抑素 C 水平（> 0.86mg/L）可能有助于筛查动脉管壁弹性增加但 IMT 尚未增厚的早期 AS。

3. 补体系统　补体蛋白是在先天免疫中起核心作用的血浆蛋白。补体蛋白在早期人类 AS 病变中升高，可作为识别 CVD 风险人群的潜在标志物。

研究发现，血浆 C5 水平与二维和（或）三维血管超声定量预测早期临床 AS 高度一致，同时也与早期 AS 过程的冠脉 CT 钙化积分呈正相关。在各种心血管疾病风险人群 [如系统性红斑狼疮、银屑病及老年患者（> 70 岁）等] 中，C3 水平升高也与 AS 有关。此外，对既往患有冠心病的女性进行的后续研究表明，较高水平的循环 C3 可以预测 AS 并发症。虽然这些观察结果表明，补体蛋白是识别早期 AS 很有希望的候选生物标志物，但由于补体在许多情况下都参与宿主免疫反应，目前尚不能完全确定其预测 AS 的有效性。

4. 自身抗体　在 AS 斑块中分离出各种免疫细胞，如淋巴细胞和巨噬细胞，这意味着免疫系统参与了 AS 的发病机制。此外，AS 程度更高的受试者自身抗体水平呈上升趋势。因此，自身抗体在炎症驱动因素及与 CVD 风险相关的独立因素中具有潜在作用。

抗磷脂抗体（antiphospholipid antibody，APA）是一组以带负电荷的磷脂、蛋白质为靶向抗原的自身抗体。APA 可以促进脂蛋白的摄取，从而使富含脂质的巨噬细胞转化为泡沫细胞。多项研究确定，至少一种 APA 是与 AS 相关的 CVD 的重要风险因素。一项前瞻性研究证实，高滴度抗心磷脂自身抗体（anticardiolipin autoantibody，aCL）与脑卒中和心肌梗死显著相关。

抗环瓜氨酸肽抗体（anti-cyclic citrullinated peptide antibody，抗 CCP 抗体）是由 B 淋巴细胞产生的环状聚丝蛋白片段，能够识别巨噬细胞和中性粒细胞释放的瓜氨酸化精氨酸残基。在患有或不患有风湿性疾病的个体中，抗 CCP 抗体与 AS 相关的心血管发病率和病死率之间存在显著关系。另外，即便在没有心血管疾病的人群中，抗 CCP 抗体与 AS 之间也存在关系。

5. 神经内分泌激素　肾素 - 血管紧张素 - 醛固酮系统（renin-angiotensin-aldosterone system，RAAS）是由肾素、血管紧张素原、血管紧张素转换酶等相互影响的成分组成的一个血压调节系统，在心血管疾病、代谢性疾病和肾损伤中起关键作用。

在不同种族中均发现，血浆肾素含量与 AS 早期标志物踝臂指数（ankle brachial index，ABI）和冠状动脉钙化积分（coronary artery calcium score，CaS）显著相关。另外，肾素也能增加颈动脉内膜中层厚度，可直接增强内皮细胞的迁移能力，降低促血管生成细胞的数量并损害其功能，促进 AS 发展。

在没有明显临床心血管重塑的原发性高血压患者中，醛固酮被发现是颈 AS 斑块和病理 ABI 值的独立预测因子。另外，醛固酮还介导加速 AS 的进程，并独立于其对血压的影响。在青、中年受试者中，较高或正常高限的血浆醛固酮浓度或醛固酮 / 肾素比与亚临床 AS 的进展高度相关。盐皮质激素还可能通过增加氧化、胆固醇积累和炎症作用导致 AS 发生。

6. RNA 生物学标志　微小 RNA（microRNA，miRNA）是一类小的非编码核糖核酸颗粒，由 18 ～ 22 个核苷酸组成，参与基因表达的转录后阶段，抑制信使 RNA 的翻译或致其降解。miRNA 表达谱的改变可能与 AS 和心血管疾病发展的病理生理过程有关，包括内皮细胞和血管平滑肌细胞功能的变化，如细胞增殖、迁移和炎症，这些功能变化与血管生成、巨噬细胞功能改变和泡沫细胞形成有紧密联系。因此，miRNA 对 AS 的影响使其能够作为新的诊断生物标志物和治疗靶点，从而更好地管理 AS 和心血管疾病。

研究发现，CVD 患者的 miRNA 谱与对照组不同，其中 miR-133 和 miR-208a 上调，而 miR-126、miR-17、miR-92a、miR-155 和 miR-145 下调。循环 miRNA 谱在 AS 过程中也会发生变化。研究发现，颈动脉、上下肢动脉和肾动脉硬化闭塞症患者病程进展过程中存在一些 miRNA 的上调和下调。一项研究对 192 名疑似或确诊冠心病的患者行冠状动脉造影并分析了血浆 miR-146a 水平与冠心病的相关性，发现循环 miR-146a 可能是冠状动脉粥样硬化性心脏病（CHD）的潜在生物标志物。Jeong 等分析了 AS 患者的 miRNA 群体（miR-212、miR-372、miR-454 和 miR-744），发现体循环中 miR-212 可能是 AS 的新生物标志物。一项来自 CVD 和健康对照组的研究发现，CVD 患者循环中 miR-92a 的表达水平较对照组低，因此 miR-92a 可能是 AS 的潜在生物标志物。Huang 等的一项研究评估了 40 名原发性高血压患者和 40 名健康对照组循环中 miR-30 的表达水平，并对两组进行了颈动脉超声检查，发现与健康个体相比，高血压患者组的 miR-30 表达水平较低。因此，循环中 miR-30 可能是与原发性高血压患者颈动脉粥样硬化相关的有用生物标志物。Kim 等分析了 120 名受试者，其中包含 83 名急性卒中患者，确定了与 AS 相关的 5 种 miRNA，即 miR-21、miR-17、miR-106a、miR-200b 和 miR-126。并且，在 83 名卒中患者中，他们发现 8 名患者经历了多次卒中复发，同时伴随 miR-17 较高水平。因此，miR-17 可能与未来的卒中复发有关，可能是一种与卒中高度相关的生物标志物。另一项研究对 17 名急性心肌梗死（acute myocardial infarction，AMI）患者和 28 名健康对照组进行分析，以了解 AS 相关的 miRNA（如 miR-21-5p、miR-361-5p 和 miR-519e-5p）在各种心血管疾病中的表达。研究发现，AMI 患者血浆中 miR-21-5p 和 miR-361-5p 的水平显著升高。因此，它们可能是 AMI 高敏感的新型生物标志物。CVD 是缺血性卒中的潜在机制。最近，Gao 等发现 miR-126 和 miR-143 可以作为脑动脉粥样硬化的重要生物标志物。

（刘　承）

二、CT

随着计算机断层扫描仪硬件的进步及后处理分析软件的升级，应用 CT 可对亚临床 AS 进行早期检测及疗效评估，提供有关动脉壁结构和病变程度的详细信息，对于心血管疾病的诊断和管理具有重要意义。以下是对 AS 进行 CT 评估的详细步骤和要点。

（一）CT 扫描类型

- 无造影剂 CT（non-contrast CT）：通过简单的 CT 扫描获得心脏影像，不需要注射造影剂，主要用于钙化斑块的检测和冠状动脉钙化积分（coronary artery calcium score，CaS）的计算。
- 增强 CT（contrast-enhanced CT）：注射碘造影剂后进行 CT 扫描，以增强血管显影效果，更清晰地显示动脉内腔和壁结构，评估非钙化斑块和混合性斑块。

（二）冠状动脉钙化积分

- 目的：评估冠状动脉钙化程度，作为 AS 负担的标志。
- 方法：使用 Agatston 评分方法，根据钙化斑块的面积和密度进行评分。
- 临床意义：CaS 越高，心血管事件的风险越大。具体评分范围及其临床解释如下：
- 0 分：无钙化，低风险。
- 1 ～ 99 分：轻度钙化，中低风险。
- 100 ～ 399 分：中度钙化，中高风险。
- ≥ 400 分：重度钙化，高风险。

（三）CT 血管成像（CTA）

- 目的：评估动脉内腔狭窄和斑块特征（包括钙化、非钙化和混合性斑块）。
- 方法
- 注射碘造影剂。
- 高分辨率成像，通过多平面重建（MPR）和容积再现（VR）技术进行图像后处理。
- 评估要点
- 斑块成分：识别钙化、非钙化和混合性斑块。
- 斑块体积和分布：测量斑块体积，确定其在动脉内的分布。
- 动脉狭窄程度：根据斑块对动脉内腔的压迫程度进行定量评估，通常用狭窄百分比表示。
- 斑块特征：评估斑块是否有破裂、溃疡或其他高风险特征。

（四）AS 斑块的定量分析

- 目的：详细分析斑块的大小、形态和成分，以帮助临床决策。
- 方法
- 使用专门的软件进行斑块的三维重建和定量分析。
- 计算斑块的体积、密度和表面积等参数。

（五）动脉壁特性评估

- 目的：评估动脉壁厚度、硬化程度和炎症状态。
- 方法
- 高分辨率 CT 成像，测量动脉壁厚度。
- 使用特定的软件分析动脉壁的增强模式，评估炎症和动脉硬化程度。

（六）临床应用和意义

- 风险分层：根据 CT 评估结果，对患者进行心血管风险分层，指导预防和治疗策略。
- 治疗效果监测：监测抗 AS 治疗（如他汀类药物）的效果，评估斑块稳定性和动脉硬化进展。
- 术前评估：为冠状动脉介入治疗或冠状动脉旁路移植手术提供详细的解剖学信息和病变评估。

传统的脂质标志物（如 LDL-C、总胆固醇）和炎症标志物 [如超敏 CRP（hs-CRP）] 不能准确区分慢性炎症性疾病的心血管风险。因此，将冠状动脉 CT 血管造影（CCTA）与实验室检测结果相结合，有助于识别易破裂斑块和存在并发症的高危患者。目前一级预防指南已将冠状动脉钙化积分（coronary artery calcium score，CaS）作为一种心血管事件风险分层因子。CAC 代表钙化 AS 斑块，并已被一致认为可以反映总 AS 斑块负荷。

对于中低风险患者（ASCVD 风险为 5% ～ 20%），建议使用 CaS 作为辅助工具，尤其是在该结果会改变初级预防治疗决策的情况下。与 CaS 不同，目前不推荐将 CCTA 作为一种附加的风险分层工具。当对非冠状动脉适应证进行 CCTA 时，可以检测亚临床 AS。Pen 等在一项研究中证明了 CCTA 有助于降低 AS 风险。该研究在计算得出高弗雷明汉风险评分（Framingham risk score，FRS）的患者中，通过 CCTA 测量斑块负荷发现，低风险组 47.6% 的患者和中风险组 72.7% 的患者出现了冠状动脉粥样硬化。

相比之下，高 FRS 组中 11.7% 的患者没有斑块的视觉证据。CONFIRM（coronary CT angiography evaluation for clinical outcomes: an international multicenter）研究发现，通过 CaS 及节段受累评分（segment involvement score，SIS）检出的亚临床 AS 患者通过他汀类药物治疗可获益。最近发表的一篇文献综述评估了慢性炎症性疾病 [包括类风湿关节炎（RA）、系统性红斑狼疮（SLE）和银屑病] 中的 CaS 情况。研究表明，钙化斑块更稳定，不易破裂，并伴有晚期 AS。考虑到测量非钙化负荷（冠状动脉壁增厚的标志物）能够在临床可检测到斑块之前早期检测 AS，慢性炎症疾病的研究工作集中在非钙化负荷的半自动量化，以更好地发现易破裂的 CAD，从而促使更积极的初级预防治疗。使用 CT 评估 AS 是一种非侵入性的高效方法，能够提供详细的斑块信息和动脉结构特征。这对于早期发现心血管疾病、进行风险评估和制订治疗方案具有重要意义。随着 CT 技术和图像处理能力的不断进步，CT 在 AS 评估中的应用将会更加广泛和精确。

（王　腆）

三、MRI

高分辨率磁共振成像（MRI）可以表征斑块内部的结构成分，如脂核、纤维化、钙化以及是否存在斑块内出血（IPH），也可以检测动脉血栓，确定血栓形成的时间。因此，MRI 成为研究人体动脉粥样硬化性血栓性疾病最有前途的技术。新兴的 MRI 技术能够对生物过程成像，包括炎症反应、新生血管形成和机械应力变化等，有助于增进我们对动脉粥样硬化性血栓性疾病的理解。

AS 斑块的 MRI 表征是基于斑块在多个不同对比加权下的信号强度和形态外观。MRI 的主要优势在于能够获取并结合多对比度图像，包括亮血序列 [如飞行时间（time of flight，TOF）] 和黑血序列（如血流抑制的 T_1 加权像、T_2 加权像和质子密度加权像（PDW）]，以区分 AS 血管壁内的组织组成（图 4-1 ～图 4-5）。高分辨率对比加权 MRI 已被用于人体颈动脉、主动脉、外周动脉和冠状动脉中粥样硬化斑块的体内评估。

作为动脉损伤的早期指标，血管内皮渗透功能障碍被认为是动脉粥样硬化的主要因素。借助基于 MRI 的工具和其他研究方法，我们得以了解内皮通透性在心血管疾病中的作用及其在体内潜在的风险。

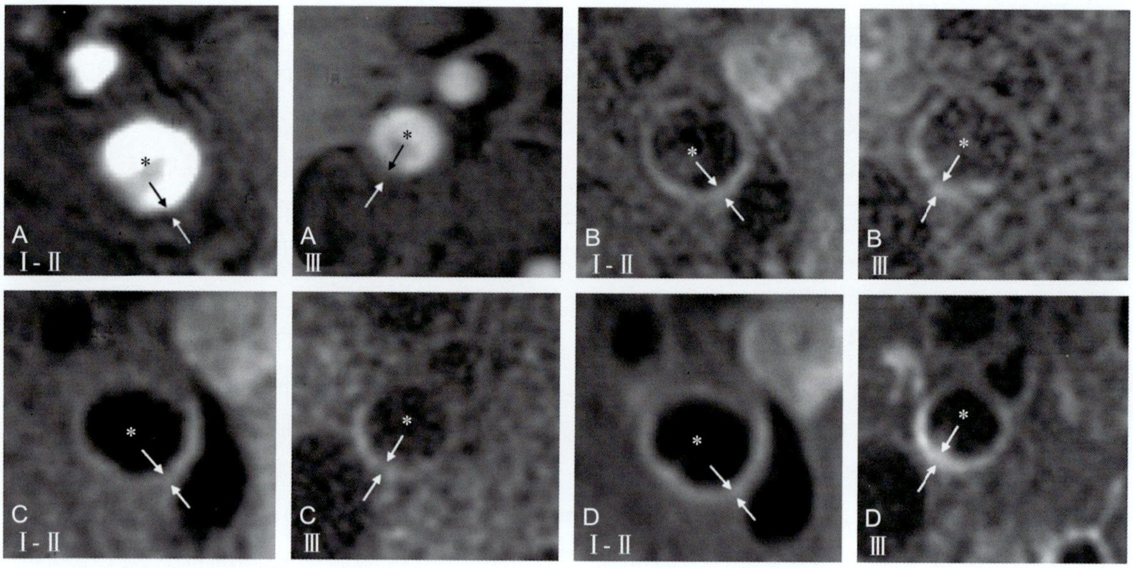

图 4-1 Ⅰ、Ⅱ型斑块和Ⅲ型斑块的 MR 成像

颈内动脉（ICA）的 TOF（A）、T_2WI（B）、T_1 增强前图像（C）和 T_1 增强后图像（D）（所有图像脂肪饱和）。轴向图像显示动脉壁厚度（箭头之间）呈现不同的特征。Ⅰ、Ⅱ型斑块动脉壁厚度处于正常范围；Ⅲ型斑块中动脉壁（箭头之间）轻微偏心增厚，与病变内的少量细胞外脂质物质相对应。*. 颈内动脉

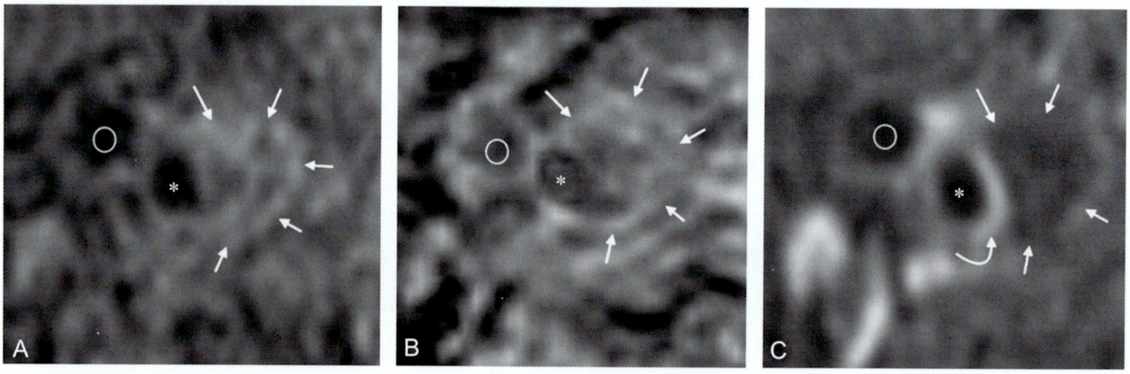

图 4-2 Ⅳ、Ⅴ型斑块的 MR 成像

A. 脂肪饱和 T_1 CUBE；B. MPRAGE；C. 增强后 T_1 CUBE。A、B、C 图轴向重建显示一个大的偏心斑块（直箭头之间），T_1 上最低信号，缺乏 MPRAGE 上叠加 IPH 的证据。增强后序列显示覆盖的纤维帽（弯曲箭头）增强，有助于区分纤维帽与脂质成分。*. 颈内动脉；○. 颈外动脉

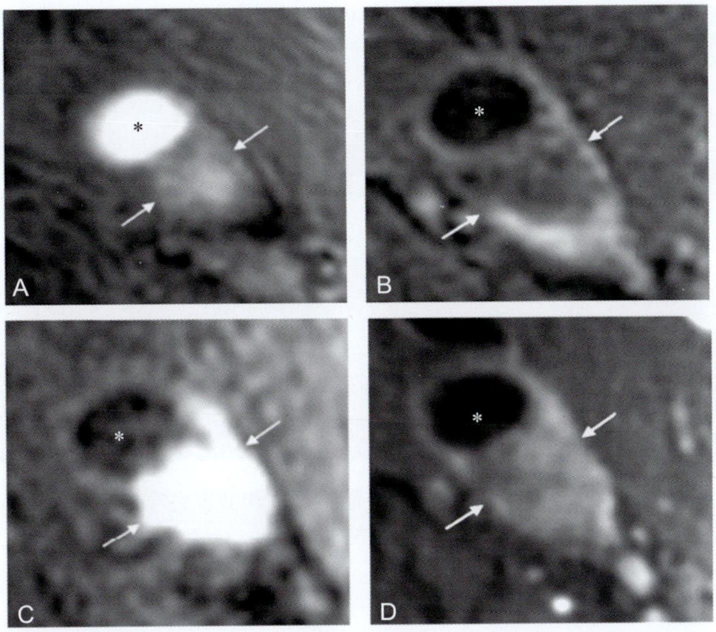

图 4-3　脂肪饱和 TOF（A）、T_2WI（B）、增强前 T_1WI（C）和增强后 T_1WI（D）上 IPH 的 MR 特征

虽然 IPH 通常在 MPRAGE 图像上被检测到，但其他序列的信号特征也可用于诊断斑块出血。IPH 在 TOF 和 T_1WI 上表现为病灶为高信号；在 T_2WI 上该区域呈等信号至稍高信号。管腔中度狭窄。病理检查可见新旧不一的出血灶。*. 动脉管腔

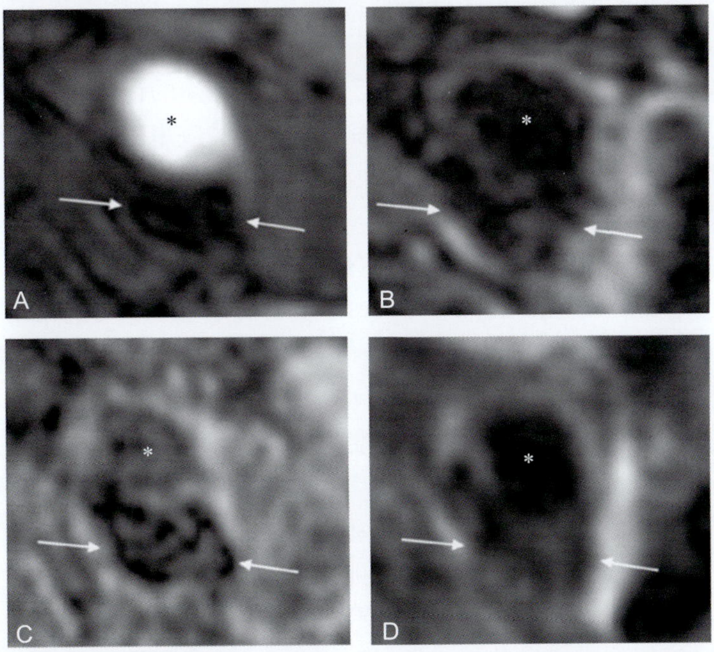

图 4-4　钙化（Ⅶ型）斑块，显示为脂肪饱和 TOF（A）、T_2WI（B）、增强前 T_1WI（C）和增强后 T_1WI（D）

病变在所有序列上均有明显的低信号。对斑块的组织学分析显示有广泛的钙化。*. 动脉管腔

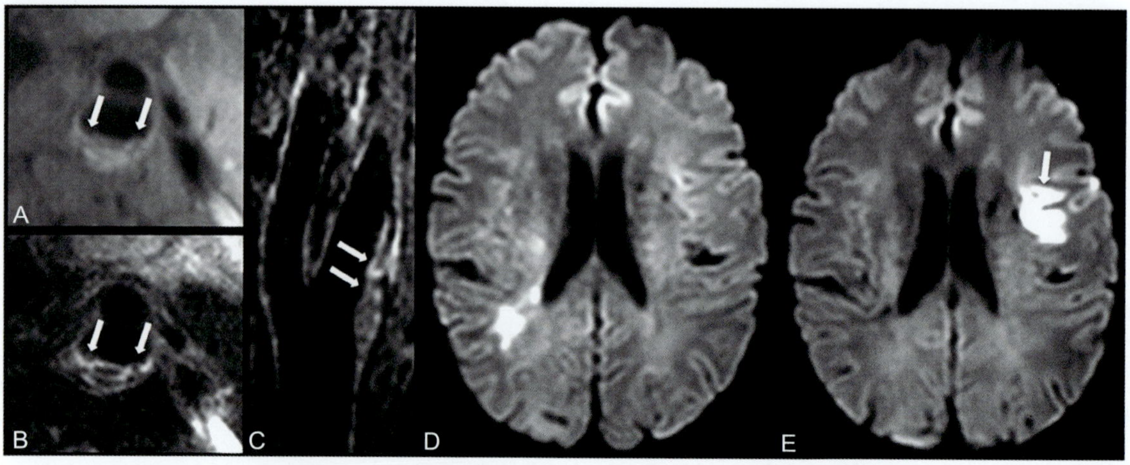

图 4-5 颈动脉斑块表面不规则和复发性卒中

一例 63 岁男性患者，在左侧颅外颈动脉分叉处表面有不规则的动脉粥样硬化斑块。A. T_1WI 的轴向图像；B. T_2WI 的轴向图像；C. 3D 合并的多平面重建图像；D. 基线时，左半球无急性梗死；E. 随访 1 年后，发现左半球出现新的急性梗死（白色箭头）

四维血流磁共振成像（4D-Flow MRI）是一种相位对比（PC）MRI，它通过在 3 个方向上编码血流，与心脏循环的 3 个空间和时间维度相对应进行解析。该技术可用于同时量化和可视化血流动力学或形态学障碍。4D-Flow MRI 比二维（2D）PC MRI 和超声心动图更全面、准确。4D-Flow MRI 提供了许多血流动力学参数，这些参数不限于基本的 2D 参数，包括壁面剪切应力（WSS）、脉搏波传导速度（PWV）、动能、湍流动能（TKE）、压力梯度和流动成分分析。4D-Flow MRI 被广泛应用于对身体的许多部位进行成像，如颈部、大脑和肝脏等，并在心脏病和大血管疾病方面具有重要的应用价值。

PWV 是衡量主动脉硬度的指标，是心血管疾病发病率和病死率的风险因素，已被纳入最新的 ESC 高血压心血管风险评估指南。自 1989 年首次提出用 MRI 计算 PWV 以来，更快、更稳定的 MR 成像序列重新引起了人们的研究兴趣，也使最近基于 MRI 的 PWV 测量的研究报告迅速增加。颈 - 股动脉 PWV（cfPWV）是评估 PWV 的常用技术。cfPWV 易于使用，但由于无法准确评估主动脉长度，与 MRI-PWV 相比，系统性高估 PWV，因此准确性较低。此外，cfPWV 无法评估局部主动脉 PWV，且在肥胖患者中的测量可能具有挑战性。相比之下，MRI 提供了对 PWV 最准确的无创评估。MRI 评估的 PWV 是心血管事件的预后标志，预测模型可以实现基于临床和人体测量数据的间接 PWV 评估。使用线性岭回归和深度神经网络（DNN），基于临床和人体测量来估算 PWV（ePWV），并确定在较低和较高 PWV 值之间提供最佳判别性能的临界值。

血管壁面剪切应力（wall shear stress，WSS）已被认为是各种心血管疾病的潜在生物标志物，它可以通过相位对比磁共振成像（PC-MRI）速度测量来估计。目前，基于 MRI 血管成像来估测 WSS 是最常用、可靠性较好的一种测量方法（图 4-6）。

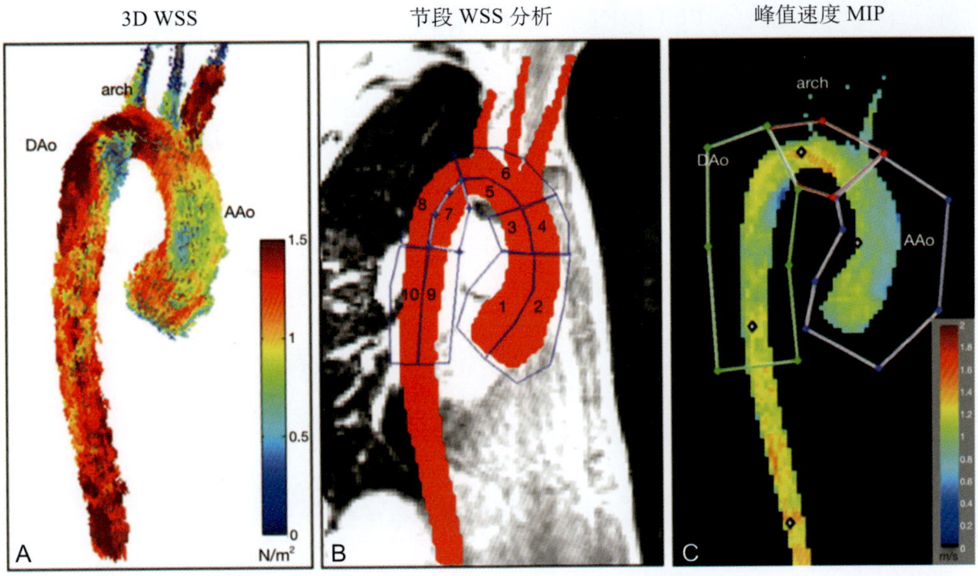

图 4-6 节段 WSS 和主动脉峰值速度

A. 整个主动脉表面的 3D WSS；B. 应用于整个主动脉的 WSS 段的 10 个区域；C. 峰值收缩速度最大强度投影。arch. 主动脉弓；WSS. 壁面剪切应力；AAo. 升主动脉；DAo. 降主动脉；MIP. 最小强度投影

不同模式的组合可以为非侵入性体内成像提供协同作用。PET 能够实现体内生物和生化过程的分子成像，PET/MRI 的联合成像也提供了斑块形态的额外信息。^{18}F- 氟脱氧葡萄糖（^{18}F-FDG）是血管研究中使用最广泛的放射性示踪剂，也是斑块炎症的另一种标志物。^{18}F-FDG 和其他 PET 示踪剂越来越多地被用来为心血管干预试验提供成像终点。利用生物过程，PET 成像可以表征易损动脉粥样硬化斑块的高危特征。炎症、微钙化、缺氧和新生血管都可以在易损斑块中通过当前的放射性示踪剂进行追踪。开发新的 PET 放射性示踪剂、改进成像技术和混合扫描仪可以提高表征高危斑块的有效性和准确性。

Fernandez-Friera 等利用 ^{18}F-FDG 序列 PET/MRI 对 755 名在超声和 CT 预筛查中检测到已知斑块的患者进行了股骨、主动脉、颈动脉和髂动脉的血管炎症量化。PET/MRI 有助于获得 T_1WI 和 T_2WI 黑血序列 MRI，以显示血管壁，并将斑块分为富含脂质型、纤维型或混合型。通过对血管 ^{18}F-FDG 摄取位置的存在和数量进行评分，将动脉炎症定性为血管 ^{18}F-FDG 摄取增加。融合 PET/MRI 图像用于确定哪些斑块显示炎症（^{18}F-FDG 摄取增加），并计算每个斑块的最大标准化摄取值（SUV_{max}）和目标背景比最大值（TBR_{max}）。研究者发现，48.2% 的患者有动脉炎症，90.1% 的患者 MRI 图像上有斑块。炎症斑块的 SUV_{max} 和 TBR_{max} 值较高（$P < 0.001$）。他们还报道，在 MRI 上未发现斑块的动脉段摄取最多（61.5%），表明动脉炎症可能是动脉粥样硬化的前兆。

尽管 PET/MRI 仍然费用相对较高且可用性有限，但其临床接受度和装机量正在稳步上升。MRI 优越的软组织对比度与 PET 分子成像相结合，同时具备相对较低辐射剂量的联合成像系统，特别适用于新药评估、治疗监测、深入研究动脉粥样硬化斑块进展和不稳定的影响因素，以及患者风险分层。得益于同步扫描特性，该技术固有的双模态配准精度远超现有其他联合成像设备，还能实现基于 MRI 的 PET 数据运动校正——这是 PET/

MRI 的另一个优势。综上，PET/MRI 有望成为针对动脉粥样硬化患者的“一站式”检查方案，但尚需更大规模的临床研究予以验证。

（李宜蓁）

四、整合评估

综合以上内容，通过常见的生物学标志物及 CT、MRI、PET 等影像学方式，可以综合评估 AS 的风险因素及进展过程。

五、检测和整合评估总表

检测和整合评估见表 4-1。

表 4-1　检测和整合评估总表

常见生物学标志物	炎症介质	CRP、hs-CRP、ESR
	肝脏转氨酶	AST、ALT、AST/ALT、GGT
	肾功能不全标志物	尿素、尿酸、半胱氨酸蛋白酶抑制剂 C、胱抑素 C
	补体系统	C3、C5
	自身抗体	抗磷脂抗体、抗环瓜氨酸肽抗体
	神经内分泌激素	肾素、醛固酮 / 肾素比
	miRNA	miR-17、miR-21、miR-21-5p、miR-92a、miR-106a、miR-126、miR-133、miR-143、miR-145、miR-146a、miR-155、miR-200b、miR-208a、miR-212、miR-361-5p、miR-372、miR-454、miR-519e-5p、miR-744
CT	冠脉 CT 造影、冠状动脉钙化积分	
MRI	四维血流磁共振成像	WSS、PWV、TKE、压力梯度、流动成分
	PET/MRI 联合成像	^{18}F-FDG

六、要　点

尽管 AS 的传统评价方式很多，但是关于其生物学标志物、放射影像学等方面的研究依然欠缺，仍需大量临床研究支撑。传统评价方法结合以上评价方式，更有利于 AS 进程的早期检测、实时监控和动态随访，从而实现对 AS 尽早、尽快且精准的干预。

（王　朕　李宜蓁　刘　承）

参考文献

Abbate A, Van Tassell B W, Biondi-Zoccai G G, 2012. Blocking interleukin-1 as a novel therapeutic strategy for secondary prevention of cardiovascular events[J]. BioDrugs, 26(4): 217-233.

Aizaz M, Moonen R P M, van der Pol J A J, et al, 2020. PET/MRI of atherosclerosis[J]. Cardiovasc Diagn Ther,

10(4): 1120-1139.

Aker S, Bantis C, Reis P, et al, 2009. Influence of interleukin-6 G-174C gene polymorphism on coronary artery disease, cardiovascular complications and mortality in dialysis patients[J].Nephrol Dial Transplant, 24(9): 2847-2851.

Alexy T, Pais E, Wenby R B, et al, 2015. Abnormal blood rheology and chronic low grade inflammation: Possible risk factors for accelerated atherosclerosis and coronary artery disease in Lewis negative subjects[J]. Atherosclerosis, 239(1): 248-251.

Alpsoy S, Akyuz A, Erfan G, et al, 2014. Atherosclerosis, some serum inflammatory markers in psoriasis[J]. G Ital Dermatol Venereol, 149(2): 167-175.

Apostolov E O, Ray D, Savenka A V, et al, 2010. Chronic uremia stimulates LDL carbamylation and atherosclerosis[J]. J Am Soc Nephrol, 21(11): 1852-1857.

Bargieł W, Cierpiszewska K, Maruszczak K, et al, 2021. Recognized and potentially new biomarkers-their role in diagnosis and prognosis of cardiovascular disease[J]. Medicina (Kaunas), 57(7): 701.

Batra A, Kapoor A, Sharma R K, et al, 2012. Association of plasma cystatin C levels with angiographically documented coronary artery disease in patients of Indian origin[J]. J Cardiol, 59(2): 182-189.

Benson J C, Cheek H, Aubry M C, et al, 2021. Cervical carotid plaque MRI : Review of atherosclerosis imaging features and their histologic underpinnings[J]. Clin Neuroradiol, 31(2): 295-306.

Bergmark C, Wu R, de Faire U, et al, 1995. Patients with early-onset peripheral vascular disease have increased levels of autoantibodies against oxidized LDL[J]. Arterioscler Thromb Vasc Biol, 15(4): 441-445.

Bosevski M, Soedamah-Muthu S S, 2012. Blood urea level and diabetes duration are independently associated with ankle-brachial index in type 2 diabetic patients[J]. Diabetes Metab Syndr, 6(1): 32-35.

Boshuizen M C, de Winther M P, 2015. Interferons as essential modulators of atherosclerosis[J]. Arterioscler Thromb Vasc Biol, 35(7): 1579-1588.

Cambridge G, Acharya J, Cooper J A, et al, 2013. Antibodies to citrullinated peptides and risk of coronary heart disease[J]. Atherosclerosis, 228(1): 243-246.

Choi J H, Jeon H J, Park J G, et al, 2010. Anti-atherogenic effect of BHB-TZD having inhibitory activities on cyclooxygenase and 5-lipoxygenase in hyperlipidemic mice[J]. Atherosclerosis, 212(1): 146-152.

Chow A L S, Alhassani S D, Crean A M, et al, 2021. Coronary CT angiography guided medical therapy in subclinical atherosclerosis[J]. J Clin Med, 10(4): 625.

Cipollone F, Mezzetti A, Fazia M L, et al, 2005. Association between 5-lipoxygenase expression and plaque instability in humans[J]. Arterioscler Thromb Vasc Biol, 25(8): 1665-1670.

Collaboration E R F, Kaptoge S, Di Angelantonio E, et al, 2010. C-reactive protein concentration and risk of coronary heart disease, stroke, and mortality: an individual participant meta-analysis[J]. Lancet, 375(9709): 132-140.

Concistrè A, Petramala L, Bisogni V, et al, 2019. Subclinical atherosclerosis due to increase of plasma aldosterone concentrations in essential hypertensive individuals[J]. J Hypertens, 37(11): 2232-2239.

Corti R, Fuster V, 2011. Imaging of atherosclerosis: magnetic resonance imaging[J]. Eur Heart J, 32(14): 1709-1719.

Damughatla A R, Raterman B, Sharkey-Toppen T, et al, 2015. Quantification of aortic stiffness using MR elastography and its comparison to MRI-based pulse wave velocity[J]. J Magn Reson Imaging, 41(1): 44-51.

Deguchi J O, Aikawa E, Libby P, et al, 2005. Matrix metalloproteinase-13/collagenase-3 deletion promotes collagen accumulation and organization in mouse atherosclerotic plaques[J]. Circulation, 112(17): 2708-2715.

Deshmane S L, Kremlev S, Amini S, et al, 2009. Monocyte chemoattractant protein-1 (MCP-1): an overview[J]. J Interferon Cytokine Res, 29(6): 313-326.

Farshad S, Halalau A, Townsend W, et al, 2020. Utility of coronary calcium scoring (CCS) in connective tissue disorders (CTDs) for the evaluation of subclinical coronary atherosclerosis–A systematic review[J]. ACR Open Rheumatol, 2(2): 84-91.

Fernández-Friera L, Fuster V, López-Melgar B, et al, 2019. Vascular inflammation in subclinical atherosclerosis detected by hybrid PET/MRI[J]. J Am Coll Cardiol, 73(12): 1371-1382.

Fernández-Friera L, Peñalvo J L, Fernández-Ortiz A, et al, 2015. Prevalence, vascular distribution, and multiterritorial extent of subclinical atherosclerosis in a middle-aged cohort[J]. Circulation, 131(24): 2104-2113.

Fichtlscherer S, De Rosa S, Fox H, et al, 2010. Circulating microRNAs in patients with coronary artery disease[J]. Circ Res, 107(5): 677-684.

Francis G S, Benedict C, Johnstone D E, et al, 1990. Comparison of neuroendocrine activation in patients with left ventricular dysfunction with and without congestive heart failure. A substudy of the Studies of Left Ventricular Dysfunction (SOLVD)[J]. Circulation, 82(5): 1724-1729.

Gao J, Yang S N, Wang K, et al, 2019. Plasma miR-126 and miR-143 as potential novel biomarkers for cerebral atherosclerosis[J].J Stroke Cerebrovasc Dis, 28(1): 38-43.

Giannini E, Risso D, Botta F, et al, 2003. Validity and clinical utility of the aspartate aminotransferase-alanine aminotransferase ratio in assessing disease severity and prognosis in patients with hepatitis C virus-related chronic liver disease[J]. Arch Intern Med, 163(2): 218-224.

Golomb B A, Dang T T, Criqui M H, 2006. Peripheral arterial disease: morbidity and mortality implications[J]. Circulation, 114(7): 688-699.

Hamer M, Malan L, Schutte A E, et al, 2011. Plasma renin responses to mental stress and carotid intima-media thickness in black Africans: the SABPA study[J]. J Hum Hypertens, 25(7): 437-443.

Hannemann A, Wallaschofski H, Lüdemann J, et al, 2011. Plasma aldosterone levels and aldosterone-to-renin ratios are associated with endothelial dysfunction in young to middle-aged subjects[J]. Atherosclerosis, 219(2): 875-879.

Hansson G K, Libby P, Tabas I, 2015. Inflammation and plaque vulnerability[J]. J Intern Med, 278(5): 483-493.

Heinecke J W, Parks W C, 2020. Integrated biomarker discovery and validation implicates the complement pathway in early atherogenesis[J]. J Am Coll Cardiol, 75(16): 1942-1944.

Held C, White H D, Stewart R A H, et al, 2017. Inflammatory biomarkers interleukin-6 and C-reactive protein and outcomes in stable coronary heart disease: experiences from the STABILITY (stabilization of atherosclerotic plaque by initiation of darapladib therapy) trial[J]. J Am Heart Assoc, 6(10): e005077.

Herder C, Karakas M, Koenig W, 2011. Biomarkers for the prediction of type 2 diabetes and cardiovascular disease[J].Clin Pharmacol Ther, 90(1): 52-66.

Hertle E, Stehouwer C D, van Greevenbroek M M, 2014. The complement system in human cardiometabolic disease[J]. Mol Immunol, 61(2): 135-148.

Huang J, Wu Q, Lin Z, et al, 2020. Therapeutic effects of chitin from Pleurotus eryngii on high-fat diet induced obesity in rats[J]. Acta Sci Pol Technol Aliment, 19(3): 279-289.

Huang Y Q, Chen J Y, Zhou Y L, et al, 2016. Circulating miR-30 is related to carotid artery atherosclerosis[J]. Clin Exp Hypertens, 38(5): 489-494.

Huang Y, Tang S, Ji-Yan C, et al, 2017. Circulating miR-92a expression level in patients with essential hypertension: a potential marker of atherosclerosis[J]. J Hum Hypertens, 31(3): 200-205.

Imai A, Komatsu S, Ohara T, et al, 2011. Serum cystatin C is associated with early stage coronary atherosclerotic plaque morphology on multidetector computed tomography[J]. Atherosclerosis, 218(2): 350-355.

Inker L A, Schmid C H, Tighiouart H, et al, 2012. Estimating glomerular filtration rate from serum creatinine and cystatin C[J]. N Engl J Med, 367(1): 20-29.

Johnson J L, Baker A H, Oka K, et al, 2006. Suppression of atherosclerotic plaque progression and instability by tissue inhibitor of metalloproteinase-2[J]. Circulation, 113(20): 2435-2444.

Johnson J L, George S J, Newby A C, et al, 2005. Divergent effects of matrix metalloproteinases 3, 7, 9, and 12 on atherosclerotic plaque stability in mouse brachiocephalic arteries[J]. Proc Natl Acad Sci U S A, 102(43): 15575-15580.

Jones S A, 2005. Directing transition from innate to acquired immunity: defining a role for IL-6[J]. J Immunol, 175(6): 3463-3468.

Junyent M, Martínez M, Borràs M, et al, 2010. Predicting cardiovascular disease morbidity and mortality in chronic kidney disease in Spain. The rationale and design of NEFRONA: a prospective, multicenter, observational cohort study[J]. BMC Nephrol, 11: 14.

Kim J M, Jung K H, Chu K, et al, 2015. Atherosclerosis-related circulating microRNAs as a predictor of stroke recurrence[J]. Transl Stroke Res, 6(3): 191-197.

Kimura Y, Tsukui D, Kono H, 2021. Uric acid in inflammation and the pathogenesis of atherosclerosis[J]. Int J Mol Sci, 22(22): 12394.

Konstantino Y, Nguyen T T, Wolk R, et al, 2009. Potential implications of matrix metalloproteinase-9 in assessment and treatment of coronary artery disease[J]. Biomarkers, 14(2): 118-129.

Kuwahara S, Fukuoka M, Koan Y, et al, 2005. Subdural hyperintense band on diffusion-weighted imaging of chronic subdural hematoma indicates bleeding from the outer membrane[J]. Neurol Med Chir (Tokyo), 45(3): 125-131.

Kuzuya M, Nakamura K, Sasaki T, et al, 2006. Effect of MMP-2 deficiency on atherosclerotic lesion formation in apoE-deficient mice[J]. Arterioscler Thromb Vasc Biol, 26(5): 1120-1125.

Li J, Li D, Yang D, et al, 2020. Irregularity of carotid plaque surface predicts subsequent vascular event: a MRI study[J]. J Magn Reson Imaging, 52(1): 185-194.

Liang K P, Maradit-Kremers H M, Crowson C S, et al, 2009. Autoantibodies and the risk of cardiovascular events[J].J Rheumatol, 36(11): 2462-2469.

Libby P, 2012. Inflammation in atherosclerosis[J]. Arterioscler Thromb Vasc Biol, 32(9): 2045-2051.

Lotufo P A, Baena C P, Santos I S, et al, 2016. Serum uric acid and prehypertension among adults free of cardiovascular diseases and diabetes: baseline of the Brazilian longitudinal study of adult health (ELSA-Brasil)[J]. Angiology, 67(2): 180-186.

Luttun A, Lutgens E, Manderveld A, et al, 2004. Loss of matrix metalloproteinase-9 or matrix metalloproteinase-12 protects apolipoprotein E-deficient mice against atherosclerotic media destruction but differentially affects plaque growth[J]. Circulation, 109(11): 1408-1414.

Madan M, Bishayi B, Hoge M, et al, 2008. Atheroprotective role of interleukin-6 in diet- and/or pathogen-associated atherosclerosis using an ApoE heterozygote murine model[J]. Atherosclerosis, 197(2): 504-514.

Majka D S, Liu K, Pope R M, et al, 2013. Antiphospholipid antibodies and sub-clinical atherosclerosis in the Coronary Artery Risk Development in Young Adults (CARDIA) cohort[J]. Inflamm Res, 62(10): 919-927.

Meng H, Ruan J, Yan Z, et al, 2022. New progress in early diagnosis of atherosclerosis[J]. Int J Mol Sci, 23(16): 8939.

Moriya J, 2019. Critical roles of inflammation in atherosclerosis[J].J Cardiol, 73(1): 22-27.

Nyblom H, Nordlinder H, Olsson R, 2007. High aspartate to alanine aminotransferase ratio is an indicator of cirrhosis and poor outcome in patients with primary sclerosing cholangitis[J]. Liver Int, 27(5): 694-699.

Patel N H, Dey A K, Sorokin A V, et al, 2022. Chronic inflammatory diseases and coronary heart disease: Insights from cardiovascular CT[J]. J Cardiovasc Comput Tomogr, 16(1): 7-18.

Pen A, Yam Y, Chen L, et al, 2013. Discordance between Framingham Risk Score and atherosclerotic plaque burden[J].Eur Heart J, 34(14): 1075-1082.

Pereira T, Correia C, Cardoso J, 2015. Novel methods for pulse wave velocity measurement[J]. J Med Biol Eng, 35(5): 555-565.

Pereira-da-Silva T, Coutinho Cruz M, Carrusca C, et al, 2018. Circulating microRNA profiles in different arterial territories of stable atherosclerotic disease: a systematic review[J]. Am J Cardiovasc Dis, 8(1): 1-13.

Peterson J T, Li H, Dillon L, et al, 2000. Evolution of matrix metalloprotease and tissue inhibitor expression during heart failure progression in the infarcted rat[J]. Cardiovasc Res, 46(2): 307-315.

Pöss J, Werner C, Lorenz D, et al, 2010. The renin inhibitor aliskiren upregulates pro-angiogenic cells and reduces atherogenesis in mice[J].Basic Res Cardiol, 105(6): 725-735.

Qamar A, Rader D J, 2012. Effect of interleukin 1β inhibition in cardiovascular disease[J]. Curr Opin Lipidol, 23(6): 548-553.

Quan X, Ji Y, Zhang C, et al, 2018. Circulating miR-146a may be a potential biomarker of coronary heart disease in patients with subclinical hypothyroidism[J]. Cell Physiol Biochem, 45(1): 226-236.

Rašić S, Rebić D, Hasić S, et al, 2015. Influence of malondialdehyde and matrix metalloproteinase-9 on progression of carotid atherosclerosis in chronic renal disease with cardiometabolic syndrome[J]. Mediators Inflamm, 2015: 614357.

Raz-Pasteur A, Gamliel-Lazarovich A, Gantman A, et al, 2014. Mineralocorticoid receptor blockade inhibits accelerated atherosclerosis induced by a low sodium diet in apolipoprotein E-deficient mice[J]. J Renin Angiotensin Aldosterone Syst, 15(3): 228-235.

Ridker P M, Danielson E, Fonseca F A, et al, 2008. Rosuvastatin to prevent vascular events in men and women with elevated C-reactive protein[J].N Engl J Med, 359(21): 2195-2207.

Ridker P M, Everett B M, Thuren T, et al, 2017. Antiinflammatory therapy with canakinumab for atherosclerotic disease[J]. N Engl J Med, 377(12): 1119-1131.

Ross R, 1999. Atherosclerosis: an inflammatory disease[J].N Engl J Med, 340(2): 115-126.

Saba L, Antignani P L, Gupta A, et al, 2022. International Union of Angiology (IUA) consensus paper on imaging strategies in atherosclerotic carotid artery imaging: From basic strategies to advanced approaches[J]. Atherosclerosis, 354: 23-40.

Sacks D, Baxter B, Campbell B C V, et al, 2018. Multisociety consensus quality improvement revised consensus statement for endovascular therapy of acute ischemic stroke[J]. Int J Stroke, 13(6): 612-632.

Santana M S, Nascimento K P, Lotufo P A, et al, 2018. Allantoin as an independent marker associated with carotid intima-media thickness in subclinical atherosclerosis[J]. Braz J Med Biol Res, 51(8): e7543.

Shaikh K, Ahmed A, Gransar H, et al, 2022. Extent of subclinical atherosclerosis on coronary computed tomography and impact of statins in patients with diabetes without known coronary artery disease: Results from CONFIRM registry[J]. J Diabetes Complications, 36(12): 108309.

Sharma A R, Sharma G, Bhattacharya M, et al, 2022. Circulating miRNA in atherosclerosis: a clinical biomarker and early diagnostic tool[J]. Curr Mol Med, 22(3): 250-262.

Shiina K, Tomiyama H, Tanaka A, et al, 2022. Differential effect of a xanthine oxidase inhibitor on arterial stiffness and carotid atherosclerosis: a subanalysis of the PRIZE study[J]. Hypertens Res, 45(4): 602-611.

Shoenfeld Y, Sherer Y, Harats D, 2001. Atherosclerosis as an infectious, inflammatory and autoimmune disease[J].Trends Immunol, 22(6): 293-295.

Shokina N, Teschner G, Bauer A, et al, 2021. Parametric sequential method for MRI-based wall shear stress quantification[J].IEEE Trans Med Imaging, 40(4): 1105-1112.

Simental-Mendía L E, Rodríguez-Morán M, Gómez-Díaz R, et al, 2017. Insulin resistance is associated with elevated transaminases and low aspartate aminotransferase/alanine aminotransferase ratio in young adults with normal weight[J]. Eur J Gastroenterol Hepatol, 29(4): 435-440.

Simonen P, Kotronen A, Hallikainen M, et al, 2011. Cholesterol synthesis is increased and absorption decreased in non-alcoholic fatty liver disease independent of obesity[J].J Hepatol, 54(1): 153-159.

Soehnlein O, 2012. Multiple roles for neutrophils in atherosclerosis[J]. Circ Res, 110(6): 875-888.

Soeki T, Sata M, 2016. Inflammatory biomarkers and atherosclerosis[J]. Int Heart J, 57(2): 134-139.

Song P, Rudan D, Zhu Y, et al, 2019. Global, regional, and national prevalence and risk factors for peripheral artery disease in 2015: an updated systematic review and analysis[J]. Lancet Glob Health, 7(8): e1020-e1030.

Su J, Hua X, Vikström M, et al, 2013. Low levels of IgM antibodies to oxidized cardiolipin increase and high levels decrease risk of cardiovascular disease among 60-year olds: a prospective study[J].BMC Cardiovasc Disord, 13: 1.

Széplaki G, Prohászka Z, Duba J, et al, 2004. Association of high serum concentration of the third component of complement (C3) with pre-existing severe coronary artery disease and new vascular events in women[J]. Atherosclerosis, 177(2): 383-389.

Unkart J T, Allison M A, Abdelmalek J A, et al, 2020. Relation of plasma renin activity to subclinical peripheral and coronary artery disease (from the multiethnic study of atherosclerosis)[J]. Am J Cardiol, 125(12): 1794-1800.

van Hout M J, Dekkers I A, Lin L, et al, 2022. Estimated pulse wave velocity (ePWV) as a potential gatekeeper for MRI-assessed PWV: a linear and deep neural network based approach in 2254 participants of the Netherlands Epidemiology of Obesity study[J].Int J Cardiovasc Imaging, 38(1): 183-193.

Vidal C, Gómez-Hernández A, Sánchez-Galán E, et al, 2007. Licofelone, a balanced inhibitor of cyclooxygenase and 5-lipoxygenase, reduces inflammation in a rabbit model of atherosclerosis[J]. J Pharmacol Exp Ther, 320(1): 108-116.

Wang F, Long G W, Zhao C X, et al, 2014. Atherosclerosis-related circulating miRNAs as novel and sensitive predictors for acute myocardial infarction[J]. PLoS One, 9(9): e105734.

Wang H, Jacobs D R Jr, Gaffo A L, et al, 2013. Longitudinal association between serum urate and subclinical atherosclerosis: the Coronary Artery Risk Development in Young Adults (CARDIA) study[J]. J Intern Med, 274(6): 594-609.

Wang J, Sim A S, Wang X L, et al, 2008. Relations between markers of renal function, coronary risk factors and the occurrence and severity of coronary artery disease[J]. Atherosclerosis, 197(2): 853-859.

White J, Sofat R, Hemani G, et al, 2016. Plasma urate concentration and risk of coronary heart disease: a Mendelian randomisation analysis[J]. Lancet Diabetes Endocrinol, 4(4): 327-336.

Wolak T, Shoham-Vardi I, Sergienko R, et al, 2016. Renal function during pregnancy may predict risk of future hospitalization due to atherosclerotic-related morbidity[J]. Nephrology, 21(2): 116-121.

Yamada J, Tomiyama H, Yambe M, et al, 2006. Elevated serum levels of alanine aminotransferase and gamma glutamyltransferase are markers of inflammation and oxidative stress independent of the metabolic syndrome[J]. Atherosclerosis, 189(1): 198-205.

Zhao L, Cheng J, Chen T C, et al, 2017. Serum alanine aminotransferase/aspartate aminotransferase ratio is one of the best markers of insulin resistance in the Chinese population[J].Nutr Metab (Lond), 14: 64.

Zhuang B, Sirajuddin A, Zhao S, et al, 2021. The role of 4D flow MRI for clinical applications in cardiovascular disease: current status and future perspectives[J]. Quant Imaging Med Surg, 11(9): 4193-4210.

第 5 章

疗效评估和长期观测策略

一、即时疗效评估

动脉粥样硬化是一种慢性疾病，通常发展缓慢，其程度可以根据动脉内壁上沉积物的数量和大小来分级。其中，0 级和 1 级代表动脉粥样硬化的早期阶段，此时血管内脂肪沉积物尚未导致血管狭窄或堵塞。在这一阶段，采取有效的防控措施可以延缓或阻止动脉粥样硬化的进展，预防心脑血管疾病的发生。

动脉粥样硬化 0 级预防是指严控可致动脉粥样硬化的危险因素，即坚持健康的生活方式，预防肥胖（超重）、高血压、糖尿病、血脂异常等发生。尽管许多人认为这些健康状况和遗传有关，但实际上它们与生活方式的关系更为密切。

动脉粥样硬化 1 级防控，也称为心脑血管病的 1 级防控，主要针对无心血管病者（包括健康人），尤其是已患有高血压、糖尿病、血脂异常或肥胖的人群。其防控策略包含两个方面：一是要积极实行健康的生活方式；二是要切实做到认真治疗、控制病情，务必将血压、血脂、血糖、体重维持在理想范围内。这样做的目的是减少这些危险因素对心脑血管的损伤，降低诱发或加重动脉粥样硬化及罹患心脑血管病的风险。

“三早”是指预防和控制动脉粥样硬化 0 级和 1 级的措施中的三项重要策略，即早期发现、早期预防和早期治疗。其具体含义如下：①早期发现是指通过定期的健康体检，包括测量血压、血糖、血脂等指标，以及进行心电图、超声心动图等检查，及时发现动脉粥样硬化的早期症状，如高血压、高血脂、糖尿病等，并采取相应的措施进行干预和治疗。②早期预防是指通过控制饮食、保持适当的体重、戒烟限酒、进行适度的身体活动、减轻压力等措施，预防动脉粥样硬化的发生和发展。此外，还可以采取一些药物干预，如降脂药、降压药等，预防疾病的进一步发展。③早期治疗是指在动脉粥样硬化的早期阶段（即 0 级和 1 级），通过药物治疗和改变生活方式等方式，控制病情的进展，降低心血管并发症的风险。

对于动脉粥样硬化的患者，无论是否选择医疗干预手段，都必须坚持控制饮食和改善生活方式。良好的生活方式包括坚持心脏健康饮食、规律运动、远离烟草和保持理想体重。医疗干预手段，包括对患者动脉粥样硬化的调控和对于原发病的治疗。动脉粥样硬化的药物治疗，包括主要降低胆固醇的药物和主要降低甘油三酯的药物。对于原发病的治疗，包括对糖尿病、高血压、代谢综合征等疾病的治疗。

对于早期动脉粥样硬化的疗效观察，可以从血清生物学、形态学等多方面开展，出处着重论述形态学影像监测手段。血管动脉粥样硬化的形态学改变包括血管功能和结构的改变。动脉血管功能改变早于动脉血管结构的改变。动脉粥样硬化早期表现为动脉顺应性减退、僵硬度增加，然后是内膜中层增厚和斑块形成等动脉管壁结构的改变。颈动脉内膜中层厚度（intima-media thickness，IMT）更多地反映动脉血管壁结构的改变。动脉管壁功能改变可表现在通过血流介导的血管扩张功能（flow-mediated dilation，FMD）、脉搏波传导速度（pulse wave velocity，PWV）、血管壁面剪切应力（wall shear stress，WSS）、应变（strain）与应变率（strain rate）等方面。管腔内血流功能改变则表现在血流速度、阻力指数、搏动指数、向量血流成像（vector flow mapping，VFM）等方面。

早期动脉粥样硬化超声影像学检测及干预治疗评估专家共识建议的具体检测策略如下。①选择检测人群：建议高危人群，如高血压、高血脂、糖尿病、肥胖、吸烟等人群，以及 40 岁以上中老年人定期进行超声检测。②检测时间：对于高危人群，如糖尿病患者、高血压患者、高脂血症患者等，建议每年进行一次检测。③检测部位：建议通过超声检查颈动脉和股动脉，对于高危人群可以考虑检查腹主动脉和锁骨下动脉等其他动脉部位。④检测方法及指标：建议采用高分辨率血管超声、实时三维超声、超声造影等技术，通过测量 IMT 和检测动脉硬化斑块来评估动脉粥样硬化的程度，后者需观察斑块的形态、大小、数量、斑块质地、斑块内血流速度、灌注等指标。⑤干预治疗：建议根据检测结果，结合患者的病史和临床表现，综合评估动脉粥样硬化的程度和进展情况，并给出治疗建议和管理方案，如控制危险因素、药物治疗、改变饮食和生活方式等。

对于早期动脉粥样硬化的即时疗效，可能较难在二维结构（包括内膜厚度、内中膜厚度、斑块形态大小等方面）上观测到变化。但血管内血流动力学改变等细微改变，通过一些新技术可能监测到。Markus J 等的研究提示，肱动脉 FMD 与 IMT 呈负相关。年轻人的危险因素数量与有内皮功能障碍证据的受试者的 IMT 增加相关，但与内皮功能保留的受试者无关。这表明，内皮功能障碍是动脉粥样硬化的早期事件，全身内皮功能状态可能改变危险因素与动脉粥样硬化之间的关系。因此，在观测早期动脉粥样硬化患者的短期疗效时，可从此方面尝试获得证据。超极速超声成像脉搏波传导速度（ultrafast ultrasound imaging pulse wave velocity，ufPWV）是基于超声极速成像技术测量的脉搏波传导速度，为目前超极速超声成像技术的重要分支之一。有别于以往传统的脉搏波技术，其利用超快速的瞬时拍照手段，实时记录颈动脉内膜线在脉搏波通过瞬时的位移轨迹并进行细致的运算，直接测得一个心动周期内收缩期起始（beginning of the systole，BS）及收缩期结束（ending of the systole，ES）两个时相的颈动脉 ufPWV。目前已有多项研究证实 ufPWV 能够准确定量评价局部动脉血管的弹性，从而早期发现和定量评估动脉粥样硬化。由于 ufPWV 具有极高的灵敏性，可能在即时治疗后监测到患者动脉管壁硬化程度的变化。WSS 是血液在血管中流动时形成的作用于血管壁表面的剪切应力，其减低、震荡与动脉粥样硬化的形成直接相关，也有研究表明 WSS 会随着动脉粥样硬化病程进展而增大。因此，WSS 也可能在即时治疗后监测到早期动脉粥样硬化患者的血流动力学变化。人类动脉血管老化具有明显的增龄性，随着年龄增长，血管老化加剧，应变和应变率的变化显示出动脉扩张呈现不同步性。有研究报道，在年龄≥ 60 岁、高血压、IMT ≥ 1.0、心踝血管指数≥ 0.9、吸烟人群中，颈动脉应变和应变率降低。因此，在动脉粥样硬化早发时，我们可以通过应变和应变率的变化，提示患者动脉血管硬化的恶化和缓解程度。

二、长期随访观测

在对动脉粥样硬化患者进行长期随访观测时，我们将更大概率监测到包括血清生物学、血管功能学、血管形态学等多方面的指标。

在长期随访观测中，我们首先应对患者进行常规的一般资料采集，包括一般信息、基础生命体征、近期生活方式、药物干预方案等。然后应对所有随访患者进行常规超声检查，常规超声主要通过二维灰阶及 M 型超声观察动脉 IMT、管腔内径、管壁的运动信息、管壁及内膜回声等参数，依据参数信息评估早期 AS。动脉壁 IMT 是评估早期 AS 最主要的形态学指标，可通过 B 型超声检查获得。在目前的临床工作中，IMT 主要依靠人工手动测量，所得结果受测量者的主观判断影响较大。一些研究结果显示，相关软件自动测量的 IMT 值与真实值有较高的一致性。但目前各种辅助测量软件的计算方式不同，测量结果仍难以保持较高一致性，不过这将会是重要的发展方向。超声造影（contrast enhanced ultrasound，CEUS）是一种新型的血流灌注显影技术，能够增强血管的管腔与管壁的视觉对比。现有研究显示，应用 CEUS 可改善前壁 IMT 的可视化，提高 IMT 测量的准确性。目前，CEUS 较多运用于判断动脉斑块的稳定性或管腔狭窄程度，在长期观测中，患者如果出现对应的情况，CEUS 将提供帮助。

在对动脉粥样硬化患者的长期随访观测过程中，我们仍可以从血管功能学、血流动力学方面获得大量信息，动脉管壁功能改变可表现在血流介导的血管舒张功能（flow-mediated dilation，FMD）、脉搏波传导速度（pulse wave velocity，PWV）、血管壁面剪切应力（wall shear stress，WSS）、应变（strain）与应变率（strain rate）等方面。管腔内血流功能改变则表现在血流速度、阻力指数、搏动指数、向量血流成像（vector flow mapping，VFM）等方面。在此不再赘述。

三、即时疗效评估和随访观测总结

即时疗效评估和随访观测策略总结见图 5-1 和图 5-2。

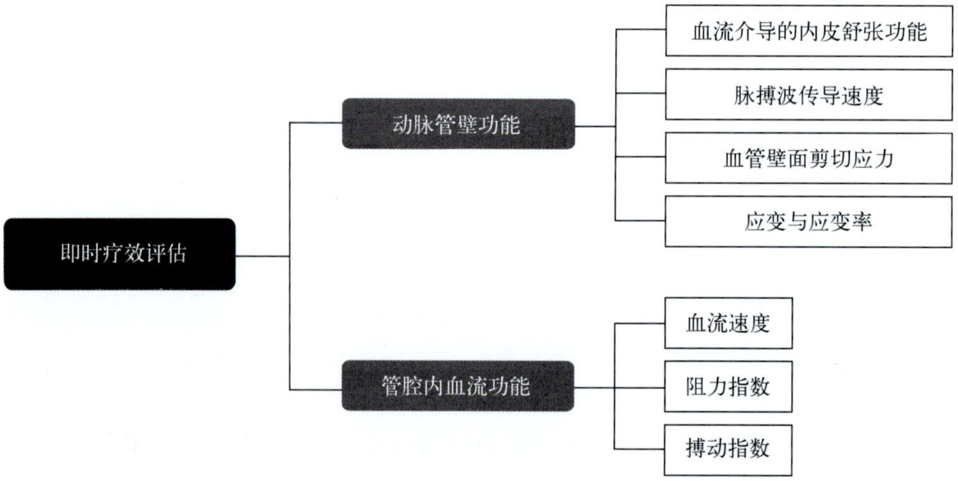

图 5-1 动脉粥样硬化即时疗效评估内容

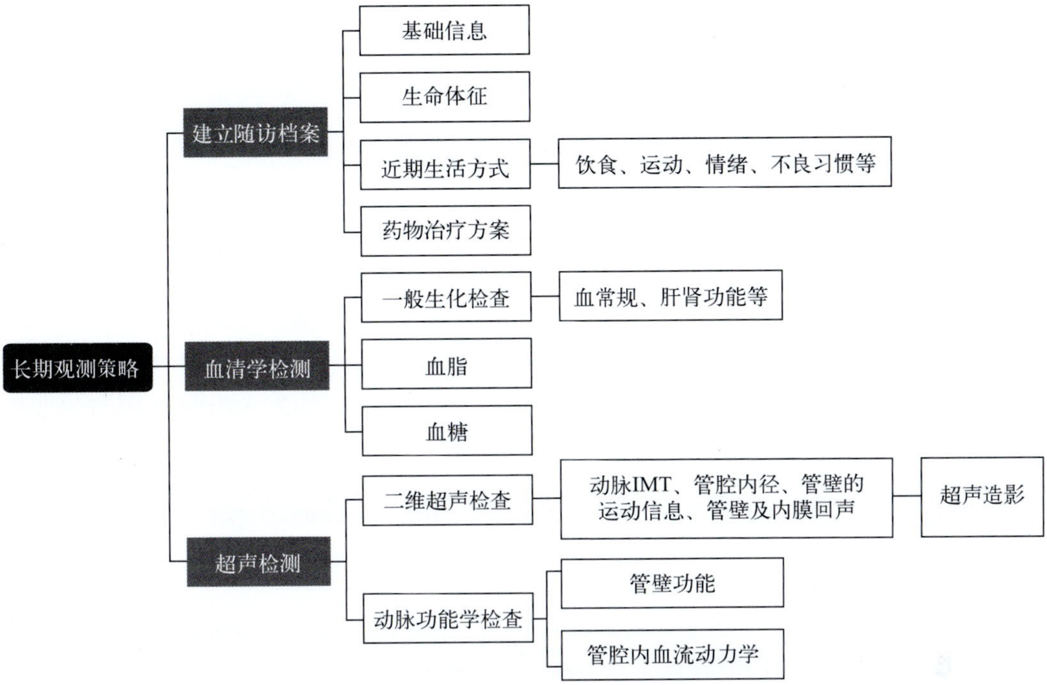

图 5-2　动脉粥样硬化患者长期观测策略路线图

四、要　点

1. 所有早期动脉粥样硬化患者均应控制饮食，改善生活方式。

2. 对早期动脉粥样硬化患者的即时疗效评估尚缺乏广泛研究，可能通过观察动脉血管功能变化获得结果。

3. 在对早期动脉粥样硬化患者进行长期随访观测时，应建立完善的健康档案，系统记录患者信息，观测内容包括一般信息、血清生物学、血管形态学、血管功能学等多方面。

（陈小果　陈玲玲　周　易）

参考文献

诸骏仁，2001. 正确认识合理使用调脂药物 [J]. 中华心血管病杂志，29(12): 705-706.

Carallo C, Tripolino C, De Franceschi M S, et al, 2016. Carotid endothelial shear stress reduction with aging is associated with plaque development in twelve years[J]. Atherosclerosis, 251: 63-69.

Colhoun H M, Betteridge D J, Durrington P N, et al, 2004. Primary prevention of cardiovascular disease with atorvastatin in type 2 diabetes in the Collaborative Atorvastatin Diabetes Study (CARDS): multicentre randomised placebo-controlled trial[J]. Lancet, 364(9435): 685-696.

Couade M, Pernot M, Messas E, et al, 2011. Ultrafast imaging of the arterial pulse wave[J]. IRBM, 32(2): 106-108.

Grundy S M, Cleeman J I, Daniels S R, et al, 2005. Diagnosis and management of the metabolic syndrome: an American Heart Association/National Heart, Lung, and Blood Institute scientific statement[J]. Circulation, 112(17): 2735-2752.

Iino H, Okano T, Daimon M, et al, 2019. Usefulness of carotid arterial strain values for evaluating the arteriosclerosis[J]. J Atheroscler Thromb, 26(5): 476-487.

Juonala M, Viikari J S, Laitinen T, et al, 2004. Interrelations between brachial endothelial function and carotid intima-media thickness in young adults: the cardiovascular risk in young Finns study[J]. Circulation, 110(18): 2918-2923.

Laurent S, Marais L, Boutouyrie P, 2016. The noninvasive assessment of vascular aging[J]. Can J Cardiol, 32(5): 669-679.

Meiburger K M, Molinari F, Wong J, et al, 2016. Validation of the carotid intima-media thickness variability: can manual segmentations be trusted as ground truth?[J].Ultrasound Med Biol, 42(7): 1598-1611.

Pan F S, Xu M, Yu L, et al, 2019. Relationship between carotid intima-media thickness and carotid artery stiffness assessed by ultrafast ultrasound imaging in patients with type 2 diabetes[J]. Eur J Radiol, 111: 34-40.

Saba L, Banchhor S K, Suri H S, et al, 2016. Accurate cloud-based smart IMT measurement, its validation and stroke risk stratification in carotid ultrasound: a web-based point-of-care tool for multicenter clinical trial[J]. Comput Biol Med, 75: 217-234.

Shah B N, Chahal N S, Kooner J S, et al, 2017. Contrast-enhanced ultrasonography vs B-mode ultrasound for visualization of intima-media thickness and detection of plaques in human carotid arteries[J]. Echocardiography, 34(5): 723-730.

Townsend R R, Wilkinson I B, Schiffrin E L, et al, 2015. Recommendations for improving and standardizing vascular research on arterial stiffness: a scientific statement from the American Heart Association[J]. Hypertension, 66(3): 698-722.

Wentzel J J, Chatzizisis Y S, Gijsen F J, et al, 2012. Endothelial shear stress in the evolution of coronary atherosclerotic plaque and vascular remodelling: current understanding and remaining questions[J]. Cardiovasc Res, 96(2): 234-243.

Yang W I, Shim C Y, Bang W D, et al, 2011. Asynchronous arterial systolic expansion as a marker of vascular aging: assessment of the carotid artery with velocity vector imaging[J]. J Hypertens, 29(12): 2404-2412.

Yusuf S, Lonn E, Pais P, et al, 2016. Blood-pressure and cholesterol lowering in persons without cardiovascular disease[J].N Engl J Med, 374(21): 2032-2043.

Zhu Z Q, Chen L S, Wang H, et al, 2019. Carotid stiffness and atherosclerotic risk: non-invasive quantification with ultrafast ultrasound pulse wave velocity[J]. Eur Radiol, 29(3): 1507-1517.

第 6 章

吸烟、饮酒、慢性炎症、肥胖、应激损伤与早期动脉粥样硬化

一、吸烟与早期动脉粥样硬化

吸烟是心血管疾病（CVD）的一个重要风险因素，根据世界卫生组织的数据，吸烟导致的 CVD 约占所有 CVD 病例的 10%。然而，在很长一段时间内，人们并不清楚吸烟是如何导致心血管疾病的。1993 年，Celermajer 等发表了一项研究，表明吸烟可以减弱健康年轻成年人群动脉的血流介导的血管舒张功能（flow-mediated dilation，FMD），而 FMD 改变是血管（内皮）功能障碍的明确早期标志物，上述研究代表了理解烟雾诱导 CVD 病理生理学的一个重要临床里程碑。随后的一些实验研究表明，香烟烟雾致动脉粥样硬化的细胞和分子效应与 CVD 的发病之间存在联系。同时，有研究表明吸烟是导致动脉粥样硬化发生和发展的主要危险因素之一，且与其他经典危险因素无关，但存在另一个风险因素时，CVD 的危险性会被放大。

现有的研究已表明香烟烟雾可通过多种机制导致主动和被动吸烟者的动脉粥样硬化，从而导致 CVD 发生，其导致动脉粥样硬化的主要机制如下。

（一）氧化应激

香烟烟雾中含有大量的氧化剂和自由基，如活性氧（ROS）和活性氮（RNS）。这些化合物直接进入血液并与血管内皮细胞接触，导致氧化应激反应。研究表明，香烟焦油中的物质如半醌、对苯二酚、奎宁、醛类和酮类会导致严重的氧化应激。与此同时，吸烟会消耗体内的抗氧化物质，如维生素 C、维生素 E 和谷胱甘肽。这些抗氧化物质本来可以中和自由基，但吸烟导致它们的水平下降，使得氧化应激更容易发生。吸烟会刺激血管内皮细胞和其他细胞表达各种氧化酶，如还原型烟酰胺腺嘌呤二核苷酸磷酸（NADPH）氧化酶和一氧化氮合酶（NOS）。这些酶会生成更多的 ROS，进一步加剧氧化应激反应。此外，NO 是一种重要的血管保护因子，具有抗炎、抗增殖和抗氧化的作用。香烟烟雾中的自由基可以与 NO 反应生成过氧亚硝酸盐（$ONOO^-$），从而降低 NO 的生物利用度。这不仅削弱了 NO 的保护作用，还产生了更强的氧化剂，加剧了氧化应激。因此，香烟烟雾通过释放自由基和 ROS 导致血流介导的血管扩张受损和血管功能障碍，从而减少内皮型一氧化

氮合酶（eNOS）产生 NO。eNOS 的解偶联继续促进活性氧（如 • O_2^-）的产生，并导致血管平滑肌细胞（VSMC）的增殖、基质金属蛋白酶（MMP）的释放和动脉粥样硬化过程的开始。

（二）内皮细胞损伤与功能障碍

吸烟产生的氧化剂与细胞膜脂质、蛋白质和 DNA 反应，导致细胞结构和功能的破坏。吸烟产生的自由基可直接攻击血管内皮细胞，导致细胞膜脂质、蛋白质和 DNA 的氧化损伤，破坏细胞结构和功能。内皮细胞损伤导致其屏障功能下降，增加血液中有害物质 [如低密度脂蛋白（LDL）] 的透过性，增加脂质进入动脉壁的风险。这种损伤也会降低内皮细胞生成 NO 的能力。内皮功能障碍还会导致炎性细胞因子 [如肿瘤坏死因子 α（TNF-α）、白细胞介素 -1（IL-1）、白细胞介素 -6（IL-6）] 和黏附分子 [如细胞间黏附分子 -1（ICAM-1）、血管细胞黏附分子 -1（VCAM-1）和单核细胞趋化蛋白 -1（MCP-1）] 的释放。此外，吸烟导致的氧化应激反应使内皮细胞处于持续的高应激状态，诱导细胞凋亡或坏死。

（三）炎症反应

香烟烟雾诱发的血管炎症是早期动脉粥样硬化发展的重要步骤。吸入的香烟烟雾颗粒通过产生多种促炎性细胞因子（如 TNF-α、IL-6 等）介导炎症反应。促炎性细胞因子由内皮细胞、血管平滑肌细胞和成纤维细胞等多种细胞产生。研究表明，大鼠和人类内皮细胞暴露于香烟烟雾后，促炎介质如 TNF-α、IL-1 和 IL-6 的表达显著增加。吸烟还会激活炎症细胞（如巨噬细胞和中性粒细胞），这些细胞会释放大量的炎症介质（如细胞因子、趋化因子）攻击内皮细胞，导致其功能异常和损伤。炎症介质还会增加内皮细胞的通透性，使更多的脂质和炎症细胞进入动脉壁，促进动脉粥样硬化的形成。吸烟也会引发全身性炎症反应，增加血液中的炎症标志物（如 C 反应蛋白），加速动脉粥样硬化的发展。这些炎症因子不仅直接损伤细胞，还通过激活更多的氧化酶，进一步增加 ROS 的产生。有证据表明，NAD（P）H 氧化酶在 ROS 的产生中发挥着重要作用，从而进一步加速炎症过程。氧化应激可以激活多种细胞内信号通路，如核因子 κB（NF-κB）和激活蛋白 -1（AP-1）。血管炎症主要由 NF-κB 的激活引起，NF-κB 介导 ROS 刺激后促炎性细胞因子的表达。NF-κB 反应元件位于许多促炎介质的启动子区域，如 TNF-α、诱导型一氧化氮合酶、IL-6，这些介质在吸烟后被激活。此外，香烟烟雾可通过 NF-κB 途径的激活降低 SIRT1（一种去乙酰化酶）活性，并导致炎症和氧化应激的进展。它还可激活多腺苷二磷酸核糖聚合酶（PARP），该酶通过与 NF-κB 元件相互作用促进炎性细胞因子的表达。通过药理学或分子方法降低 PARP1 的活性，可减缓动脉粥样硬化斑块的发展，增强斑块的稳定性，并促进已形成的动脉粥样硬化斑块的消退。香烟烟雾还通过表达黏附分子（如 ICAM-1、VCAM-1、E 选择素和 P 选择素）激活单核细胞，从而增强炎症细胞向内皮细胞的迁移。此外，吸烟与 IL-18 水平升高有关，IL-18 是一种促炎性细胞因子，与冠心病独立相关。

（四）脂质代谢异常

吸烟会提高血浆中 LDL 和极低密度脂蛋白（VLDL）的水平。尼古丁通过激活交感神经系统，促进肾上腺素和去甲肾上腺素的释放，这些激素会增加脂肪组织中的脂解作用，使更多的游离脂肪酸（FFA）释放入血。FFA 被肝脏摄取，促进 VLDL 的合成和分泌，从而增加血浆中的 VLDL 和随后形成的 LDL。LDL 负责泡沫细胞的形成、血小板聚集和炎症细胞向血管壁的募集。同时，吸烟释放的大量自由基会氧化 LDL，形成氧化低密度脂蛋白（ox-LDL）。ox-LDL 可增加内皮素 -1 的生成、黏附分子的表达及血管平滑肌细胞的迁移和增殖，并且容易被巨噬细胞摄取，形成泡沫细胞。这些泡沫细胞积聚在动脉壁内，可促进动脉粥样硬化的形成。脂质过氧化导致严重的氧化应激和自由基的产生，从而进一步损害血管功能。吸烟也会降低高密度脂蛋白（HDL）的水平。HDL 胆固醇被认为是“好”胆固醇，因为它帮助将胆固醇从动脉壁运输回肝脏进行代谢。吸烟可能通过减少 HDL 的合成或增加 HDL 的分解来降低其水平，这一变化会增加动脉粥样硬化的风险。此外，吸烟还会影响脂蛋白代谢关键酶的功能，如脂蛋白脂肪酶（LPL）和卵磷脂胆固醇酰基转移酶（LCAT）。LPL 负责水解 VLDL 中的甘油三酯，将其转化为中间密度脂蛋白（IDL）和 LDL，吸烟抑制 LPL 的活性会导致血浆中 VLDL 水平升高。LCAT 是 HDL 代谢的关键酶，吸烟降低 LCAT 活性会影响 HDL 的功能和水平。

（五）血小板功能和凝血

首先，香烟烟雾中的化学物质，如尼古丁和一氧化碳，会导致血小板活化，这种活化增加了血小板的黏附性，使其更容易黏附在受损的血管内壁上，从而促进血栓的形成。其次，吸烟会增加血小板的聚集能力，活化的血小板释放多种促凝血因子和介质，进一步增强聚集反应，形成更大的血栓。然后，由于吸烟引起的氧化应激和炎症反应，血小板可能更容易被破坏或耗尽，因此可能会缩短血小板的寿命。最后，吸烟会影响血液中的凝血因子水平。例如，吸烟者血液中的纤维蛋白原水平通常较高，这增加了血液的凝固性及血栓形成的风险。

（六）血管平滑肌细胞增殖和迁移

尼古丁通过刺激成纤维细胞生长因子（FGF）的释放，增加 VSMC 的增殖。此外，VSMC 迁移到内膜，获得肌成纤维细胞和成骨细胞的表型，并通过释放血小板衍生生长因子（PDGF）转化为泡沫细胞。研究表明，这些作用是刺激在 VSMC 上表达的特殊烟碱型乙酰胆碱受体（nAChR）的结果。尼古丁还刺激 VSMC 降解细胞外基质，并通过 nAChR 刺激重塑细胞骨架。最后，激活内皮细胞中的 7 个同聚体 nAChR，从而导致胆碱能诱导的新生血管和斑块血管生成。

血管内皮功能障碍是动脉粥样硬化的早期标志之一。FMD 检测是一种无创检测方法，用于评估血管内皮功能。FMD 反映了内皮细胞在血流增加时释放 NO 等血管舒张因子的能力。较高的 FMD 值表明血管内皮功能良好，而较低的 FMD 值则提示内皮功能障碍。FMD 值与高血压、糖尿病、吸烟、高胆固醇等心血管疾病风险因素相关。FMD 可以在临床症状出现前检测到早期动脉功能异常。因此，通过 FMD 检测，可以早期发现血管内皮功能障碍，从而采取相应的预防和干预措施，降低动脉粥样硬化及相关心血管疾病的风险。诊断吸烟引起的早期动脉粥样硬化的另外一种方法是颈部血管超声检查。例如，血管超声跟踪（ET）技术可以在血管发生明显的形态学改变之前检测到动脉弹性的减低，以及观察颈动脉血管壁 IMT 的变化。

综上所述，现有研究表明，吸烟诱导动脉粥样硬化形成的关键过程是血管内皮功能障碍 / 损伤、致动脉粥样硬化脂蛋白（如低密度脂蛋白）水平的升高及其氧化修饰、高密度脂蛋白水平降低、慢性炎症反应的激活，以及循环免疫细胞向血浆表型的转化。目前的数据清楚地表明，二手烟也会引发危及生命的疾病（包括儿童）。吸烟的成瘾性和世界范围内吸烟人数的不断增加，使得研究人员有必要加强对以下几方面的研究：①更好地了解吸烟对健康造成的损害；②开发烟雾暴露的标志物（没有一个单一的标志物可用于确定长期暴露）；③设计更有效的治疗吸烟引起的心血管疾病的方法。当然，戒烟是预防吸烟引起的心血管疾病的最有效措施。然而，已经戒烟的长期吸烟者和二手吸烟者将受益于对香烟烟雾与心血管疾病之间关系的更多了解、新暴露标志物的可用性和新疗法的出现。

（谢盛华　张红梅　陆　景）

二、饮酒与早期动脉粥样硬化

近些年，国内外相关学者对饮酒与早期动脉粥样硬化之间的关系开展了广泛研究。现有研究表明，不同类型和量的饮酒对动脉粥样硬化的影响各不相同。现有的调查饮酒与颈动脉内膜中层厚度（c-IMT）之间关系的流行病学研究，结果并不一致：一些研究发现适量饮酒具有保护作用，另一些研究认为酒精始终是一个风险因素，而其他研究则没有发现相关性。一些研究将饮酒与动脉粥样硬化之间的关系描述为线性关系，随着饮酒量的增加或减少，c-IMT 相应地发生变化，而其他研究则报道了 J 形关联，即中量饮酒时 c-IMT 减少，高量饮酒时 c-IMT 增加。少数研究（主要在男性中进行）研究了饮酒与动脉粥样硬化进展之间的关系，结果存在差异。总体上讲，一些研究认为适量饮酒（尤其是红酒）可能对心血管健康有益：①增加高密度脂蛋白胆固醇（HDL-C），有助于减少动脉中的胆固醇沉积；②红酒中的多酚类物质，如白藜芦醇，具有抗氧化作用，有助于保护血管内皮细胞免受损伤；③适量饮酒可能具有一定的抗炎效果，从而减缓动脉粥样硬化的进程。同时，一些研究认为过量饮酒会造成以下风险：①增加低密度脂蛋白胆固醇（LDL-C），促进动脉粥样硬化，会增加动脉粥样硬化的风险；②过量饮酒是高血压的重要风险因素，而高血压是动脉粥样硬化的重要推动因素；③过量饮酒会导致心肌损伤和心力衰竭，从而进一步增加心血管疾病的风险；④过量饮酒与代谢综合征相关，包括肥胖、胰岛素抵抗和糖尿病等，而这些都是动脉粥样硬化的风险因素。

2012 年，Xie 等开展了一项关于中国人群饮酒习惯与颈动脉粥样硬化之间关系的心血管疾病风险调查研究。研究人群样本包括 13 037 名 35 岁的中国人（5277 名汉族人、4572 名维吾尔族人和 3188 名哈萨克族人），他们在 2007 年 6 月至 2010 年 3 月参与了一项心血管疾病风险调查。每日饮酒量取决于饮酒的量和频率。使用高分辨率 B 型超声测量颈动脉参数，包括颈总动脉内膜中层厚度（CCA-IMT）和颈动脉斑块。在汉族和哈萨克族人群中，CCA-IMT 作为饮酒量的函数被描述为 J 形曲线，酒精摄入类别的最低点为 20 ～ 29.9g/d；在维吾尔族人群中，观察到一条类似的曲线，最低点为 30 ～ 49.9g/d。关于颈动脉斑块的患病率，该研究在汉族和哈萨克族人群中也观察到类似的曲线，但在维吾尔族人群中没有观察到。在对年龄、性别、血压、体重指数和吸烟状况以及葡萄糖、总胆固醇、HDL-C 和 LDL-C 水平进行调整后，J 形曲线保持不变。该研究结果表明，饮酒与颈动脉硬化有关，适量饮酒与颈动脉粥样硬化呈负相关。然而，汉族、维吾尔族和哈萨克族人对适量饮酒的定义可能不同。

2020 年一项欧洲多中心研究调查了饮酒与亚临床动脉粥样硬化及其在 30 个月内的进

展之间的关系，该研究对象为CVD高危的中年男性和女性。结果表明，在CVD高危人群中，中度酒精摄入与c-IMT的测量值及其进展呈负相关。这一发现支持适量饮酒对血管产生保护作用的假设。但是，与之前发现饮酒量与c-IMT之间的相关性呈线性增加或J形曲线的研究相反，该发现支持基线水平和30个月随访后的c-IMT水平随饮酒量增加呈线性下降趋势。在此之前，包括韩国男性和女性在内的另外两项大型流行病学研究（$n > 4000$）报道了IMT的线性下降。在美国、中国、芬兰、德国和意大利人群中进行的早期研究，与欧洲多中心研究结果相反。除了研究人群来源不同外，欧洲多中心研究中的参与者酒精摄入量通常较低（平均每日4g，IQR：0～16）。在该研究中，只有4%的参与者每天摄入超过50g（相当于每天3杯以上），这可能解释了这种差异。此外，与对照研究相比，欧洲多中心研究选取的是患CVD风险更高的人群；对于这些已存在代谢紊乱和慢性低度炎症的受试者来说，适量饮酒可能会减弱动脉粥样硬化风险因素的影响。此外，该研究中有很大一部分CVD高危参与者正在接受多种药物治疗(包括具有多效性作用的药物,如他汀类药物)，这些药物也可能改变了酒精对c-IMT的影响。尽管如此，当控制了包括他汀类药物在内的降脂治疗时，上述相关性仅轻微减弱。

由此可以看出，饮酒与动脉粥样硬化的关系是复杂的，既有潜在的益处也有风险。适量饮酒可能对心血管健康有一定的保护作用，但对早期动脉粥样硬化和CVD产生潜在因果保护作用的生物学机制尚未完全明确。流行病学和实验研究表明，低-中度饮酒剂量可能对导致动脉粥样硬化斑块形成的一系列因素（如脂蛋白、凝血功能、脂联素、炎症趋化因子、血管内皮生长因子等）产生有利影响。另一方面，大量饮酒可能会促使机体形成大量有毒代谢物乙醛，进而导致参与动脉粥样硬化发展进程的生物标志物形成。此外，需要注意饮酒对动脉粥样硬化的影响还受个体遗传因素、生活方式及其他健康状况的影响。例如，部分人群可能对酒精更敏感，即使少量饮酒也可能增加其健康风险。饮酒的方式（如饮酒频率和每次饮酒量）也很重要，间歇性大量饮酒（即暴饮）对动脉粥样硬化和心血管健康有显著的负面影响，而每天适量饮酒可能对部分人群有保护作用。

与其他原因引起的早期动脉粥样硬化检测方法相似，饮酒引起的早期动脉粥样硬化检测方法主要包括生物标志物检测、内皮功能血流介导扩张检测、动脉硬化指数检测及影像诊断等。使用高频超声波技术测量c-IMT仍然是检测饮酒所致早期动脉粥样硬化的首选方法。该方法无创、可靠，可反映动脉壁的早期结构变化，评估动脉粥样硬化的早期阶段，监测酒精对动脉的影响。另外，可以通过测量脉搏波传导速度（PWV）来评估动脉的硬化程度，即动脉硬化指数（arterial stiffness index，ASI）。PWV是检测动脉硬化的金标准。PWV值越高，动脉越硬，进而可评估动脉弹性和僵硬度的变化。

（谢盛华　陆　景）

三、慢性炎症

动脉粥样硬化（atherosclerosis，AS）被视为一种多因素引发的炎症性疾病，是冠心病、脑梗死、外周血管病等心血管疾病的主要原因，是心脑血管疾病共同的病理学基础，也是导致患者死亡的重要原因。AS的病理变化主要呈现出变质、增生、渗出等炎症反应特征。AS被视为一种长期的低度慢性炎症反应性疾病，炎症反应贯穿AS的全程，从早期的脂质条纹形成直到管腔阻塞阶段，都存在炎症反应。

（一）慢性炎症与动脉粥样硬化的关系

1. *炎症在动脉粥样硬化中的作用* 动脉粥样硬化的起始阶段通常与内皮功能障碍有关，这可能导致白细胞（如单核细胞）发生黏附和迁移。这些白细胞进入血管壁后，转化为巨噬细胞，吞噬脂质形成泡沫细胞，这是动脉粥样硬化早期病变的标志。炎症介质，如细胞因子和趋化因子，促进了这一过程，并且吸引了更多的免疫细胞，加剧了炎症反应。

2. *炎症介质的参与* 多种炎症介质，包括 TNF-α、IL-1β 和 IL-6 等，在动脉粥样硬化的发展中发挥作用。这些介质不仅促进了脂质的积累和泡沫细胞的形成，还参与了斑块的不稳定性过程，增加了斑块破裂和血栓形成的风险。

3. *慢性炎症与动脉粥样硬化的相互作用* 慢性炎症状态可以加速动脉粥样硬化的进展，而动脉粥样硬化本身又可以进一步促进炎症反应，形成一个恶性循环。动脉粥样硬化与慢性炎症之间存在密切的联系，炎症在动脉粥样硬化的发展中起着核心作用。对于慢性炎症患者，早期识别、诊断动脉粥样硬化的早期改变极为关键。早期检测对于预防心血管疾病至关重要，而多种检测方法和生物标志物的应用有助于识别高风险个体，有效降低心血管事件的发生率，改善患者预后。

（二）早期检测动脉粥样硬化和慢性炎症

血管壁在动脉粥样硬化早期的演变过程：在动脉粥样硬化早期，内皮功能紊乱会加速含载脂蛋白 B 的脂蛋白颗粒在内皮下空间的沉积。这些颗粒的一部分被保留，引发局部炎症，其特征是可溶性信号因子的释放及趋化因子和内皮细胞黏附分子的表达，如血管细胞黏附分子 -1（VCAM-1）、细胞间黏附分子 -1（ICAM-1）和 P 选择素等。这些分子招募单核白细胞，特别是单核细胞和 T 淋巴细胞，使其向动脉壁聚集。被募集的单核细胞分化为巨噬细胞，并上调几种能够结合 LDL 修饰形式的清道夫受体的表达，包括清道夫受体类型 A Ⅰ 和 A Ⅱ（SR-A Ⅰ、SR-A Ⅱ）、CD36、CD68、LOX-1 和 SR-PSOX/CXCL16。通过清道夫受体吸收的修饰 LDL 被递送到溶酶体，在溶酶体中，胆固醇酯会被酶水解为游离胆固醇和脂肪酸。而在巨噬细胞内，酰基辅酶 A 胆固醇酰基转移酶（ACAT）可催化胆固醇酯的重新合成，胆固醇酯以典型的泡沫沉积形式积累。

鉴于以上血管壁的变化，颈动脉内膜中层回声和厚度的变化成为动脉粥样硬化早期的指标之一。颈动脉超声可以检测颈动脉内膜中层厚度（IMT），且操作简单，是早期检测颈动脉粥样硬化的首选方式。同时，随着血管超声造影技术的发展，其在血管壁炎症的早期显示方面，优势日益显著。CT 血管造影可以提供血管壁的详细图像，帮助识别斑块的位置和大小。血管内超声、光学相干断层扫描或 MRI 等影像技术，结合血管内解剖成像模式，为动脉粥样硬化的早期检测提供了更多可能。颈动脉弹性参数（如 c-IMI、β、Ep、AI、PWVβ、AC 等）是提示动脉壁早期病变的主要指标，对这些指标的早期检测有利于了解颈动脉的结构及功能改变。同时，随着心脑血管事件发生风险的增加，血浆心钠肽（ANP）水平逐渐降低，抗炎作用减弱，动脉粥样硬化程度加重。因此，超声评估联合血清 ANP 检测为亚临床动脉粥样硬化的早期诊断及风险预测提供了新的方法。在早期炎症反应过程中，一些特殊表达物质发挥着重要作用，如 P 选择素表达于内皮细胞，参与白细胞的聚集和黏附。制备 P 选择素靶向微泡，并通过超声分子成像技术，可以对动脉粥样硬化早期炎症反应进行早期诊断。同时，^{18}F- 氟代脱氧葡萄糖（^{18}F-FDG）PET/CT 显像作为一种分子影像学技术，可以测定炎症反应程度，发现早期钙化。

1. 肺部感染 血管壁的损伤及其伴随的炎症反应在动脉粥样硬化和冠心病的发生、发展中起到重要作用。病原微生物通过血液循环转移到血管壁，诱导产生局部或全身性的炎症反应，可以诱发或加重由免疫介导的动脉粥样硬化，这也成为近年来研究的热点。目前正在研究的相关病原体很多，主要有肺炎衣原体、肺炎支原体、幽门螺杆菌和巨细胞病毒等。肺炎衣原体（*Chlamydia pneumonia*，Cpn）是一种与呼吸道感染相关的、专性细胞内寄生的原核细胞型微生物，可经由呼吸道感染肺泡内的单核细胞，然后随着血液循环从肺部转移到血管壁，进而感染 VSMC，并导致 VSMC 表型转变、迁移、增殖，参与 AS 病变形成。Cpn 被认为是动脉粥样硬化新的危险因素，相关证据表明 Cpn 全程参与了斑块的形成，从最初的炎性病变到最后斑块破裂。Cpn 通过外周血单核细胞进行传播，并在血管细胞中进行复制。一旦进入血管组织，它可以诱导单核巨噬细胞、血小板、内皮细胞和 VSMC 等所有参与动脉粥样硬化过程的细胞过量生成活性氧，引发氧化应激反应，同时参与炎症反应和血管生成，在动脉粥样硬化中发挥作用。经呼吸道感染后，Cpn 被吞噬细胞吞噬，在其中生殖繁衍，并被其携带入血。携带 Cpn 的吞噬细胞向血管内膜的迁移和分化是影响动脉粥样硬化形成的第一步。这个过程受到多种因素影响，其中单核细胞趋化蛋白对单核细胞有很强的趋化作用，能够诱导内皮细胞分泌这种蛋白质。单核细胞在进入血管内膜层后，可以诱导血管内皮细胞产生与之相关的细胞因子、趋化因子和生长因子，单核细胞在这些物质的作用下被激活并分化为巨噬细胞。早期动脉粥样硬化损害的标志是泡沫细胞的出现，而泡沫细胞是由巨噬细胞吞噬氧化型低密度脂蛋白胆固醇而形成的。被感染的血管内膜能分泌生长因子，协同被感染巨噬细胞分泌的细胞因子，刺激平滑肌细胞大量增殖，并趋化其从血管中膜迁入内膜，从收缩表型转变为合成表型，分泌大量胶原、弹性纤维、蛋白多糖等基质成分，从而形成粥样斑块的纤维帽。粥样斑块的易损性、破裂及血栓的形成也与感染相关。感染能刺激巨噬细胞产生基质金属蛋白酶（MMP），这些蛋白酶能使组成纤维帽的细胞外基质降解，纤维帽强度降低，从而使斑块纤维变薄，易于破裂。超声可以测量纤维帽的厚度，观察纤维帽的连续性、表面光整与否，有助于早期评估斑块破裂风险。

支原体（*Mycoplasma*，MP）是能够在细胞外生存的最小的原核细胞型微生物，诱导病理性免疫反应是其致病的重要机制。一些 MP 具有磷脂酶 A，这种酶在巨噬细胞转化为泡沫细胞的过程中起到决定性作用，而泡沫细胞是粥样斑块的主要组分。此外，MP 还可以引起氧自由基的聚集，加快粥样斑块的氧化进程。支原体能够诱导巨噬细胞产生细胞因子，尤其是肿瘤坏死因子、白细胞介素 -6 等，这些细胞因子参与了粥样斑块的形成。研究发现，在冠状动脉粥样斑块中存在 MP，尤其在破裂的粥样斑块的脂质核心部分更为常见，而且心肌梗死患者的 MP 血清阳性率更高，表明 MP 感染可能诱导动脉粥样硬化斑块的形成，并在冠心病的发展中起到重要作用。但最新研究发现，在动脉粥样硬化的形成过程中，多种病原微生物的混合感染可能比单一病原体引起的感染更为重要。

2. 肠道菌群 外界环境因素通过影响肠道菌群平衡，导致人体心血管疾病的发生。近年来，很多研究都证明肠道菌群会影响动脉粥样硬化的形成。人类肠道菌群由近百万亿个共生微生物组成，它们依赖人体内的营养成分维持生存和代谢，并通过代谢和免疫功能来维持人类身体健康。肠道菌群的组成、特异性菌种或菌群的变化与全身性疾病密切相关，如糖尿病、肥胖、炎症性疾病及心血管疾病。随着宏基因组学和高通量测序的发展，人们对肠道菌群的研究愈发深入。大量科研成果表明，肠道菌群与动脉粥样硬化的发生、发展密切相关，其中涉及脂质代谢、免疫调节、炎症反应等多个方面，为临床防治动脉粥样硬化提供了新的切入点。

肠道菌群影响动脉粥样硬化的发生，主要通过 3 种途径。①胃肠道内营养不良可能引起有害的炎症反应，尤其是涉及脂多糖（lipopolysaccharide，LPS）的炎症反应，可能加剧斑块破裂。②胆固醇代谢：胆固醇和脂质可通过胆汁酸及其受体影响动脉粥样硬化斑块的形成，细菌产生的胆汁盐水解酶能够调节宿主的脂质和胆固醇代谢。③肠道菌群的代谢产物：已经被确定为动脉粥样硬化发展的一个促成因素，尤其是氧化三甲胺，它能通过增强血小板的高反应性增加血栓形成风险，调节动脉粥样硬化的发展；短链脂肪酸也是肠道菌群的一种代谢产物，可通过刺激宿主 G 蛋白偶联受体途径影响肾素分泌和血压调节，进一步加速动脉粥样硬化进程。动脉硬度往往随着年龄的增长而增加，导致动脉系统顺应性降低和脉搏波传导速度升高。由此产生的剪切应力增加对随后动脉粥样硬化斑块的形成有加重作用。超声 PWV 技术可以早期显示 PWV 值增宽，动脉弹性指数（arterial elasticity index，AEI）降低，表明动脉硬度增加，而内中膜也呈现随着年龄的增长而增厚的趋势。

机体借助微生物群，将纤维等多糖代谢成短链脂肪酸（short-chain fatty acid，SCFA）形式，在此过程中摄取的过量热量可能是导致肥胖状态的一个因素。肠源性 SCFA 除了向宿主提供能量外，还可能在调节血脂方面发挥作用，因此可能对心血管疾病存在一定影响。Karlsson F H 等在动脉粥样硬化斑块内发现了细菌 DNA，该 DNA 的数量与斑块中白细胞浸润量有关，且动脉粥样硬化斑块中的细菌群落也存在于同一个体的口腔、肠道中，提示口腔和肠道可能是斑块中细菌的来源，而肠道菌群影响动脉粥样硬化斑块稳定的作用机制可能与上调炎症反应相关。有研究表明，引入促炎性肠道菌群可增强全身炎症反应，加速动脉粥样硬化的发生（具体作用机制总结见图 6-1）。

肠道中最丰富的 SCFA 是乙酸盐、丙酸盐和丁酸盐，三者比例固定，分别由不同的菌群产生，三者总量占人体肠道内 SCFA 的 86% 左右。乙酸盐不仅是能量来源，还可与乙酰辅酶 A 构成肝脏胆固醇合成的底物，影响血浆胆固醇水平。丙酸盐可能通过抑制乙酰辅酶 A 合成酶（即将乙酸盐转化为乙酰辅酶 A 的酶）的活性来降低胆固醇水平。因此，丙酸盐被认为能够用于降低啮齿动物和人体的血浆胆固醇浓度。丁酸盐可以维持肠道菌群平衡，保护肠道屏障，调节编码脂质代谢的基因及与免疫、炎症、细胞分化、凋亡相关的基因的表达。研究证明，产生丁酸的细菌在降低动脉粥样硬化的过程中起着关键作用。因此，微生物群依赖性 SCFA 的产生在调节脂质代谢中起着至关重要的作用，SCFA 可以预防动脉粥样硬化等心血管疾病（cardiovascular disease，CVD）的产生。

3. AS 防治新靶点：干预肠道菌群　肠道微生物群组成和肠道代谢物的变化，都可能是治疗动脉粥样硬化（AS）和高血压的潜在靶点。改变肠道微生物群组成的最直接方法是口服补充特定微生物菌株和粪菌移植（FMT）。饮食可以最直接地影响肠道菌群的结构和功能，日常饮食中有三大要素，即碳水化合物、蛋白质和脂肪。动物蛋白中的左旋肉碱

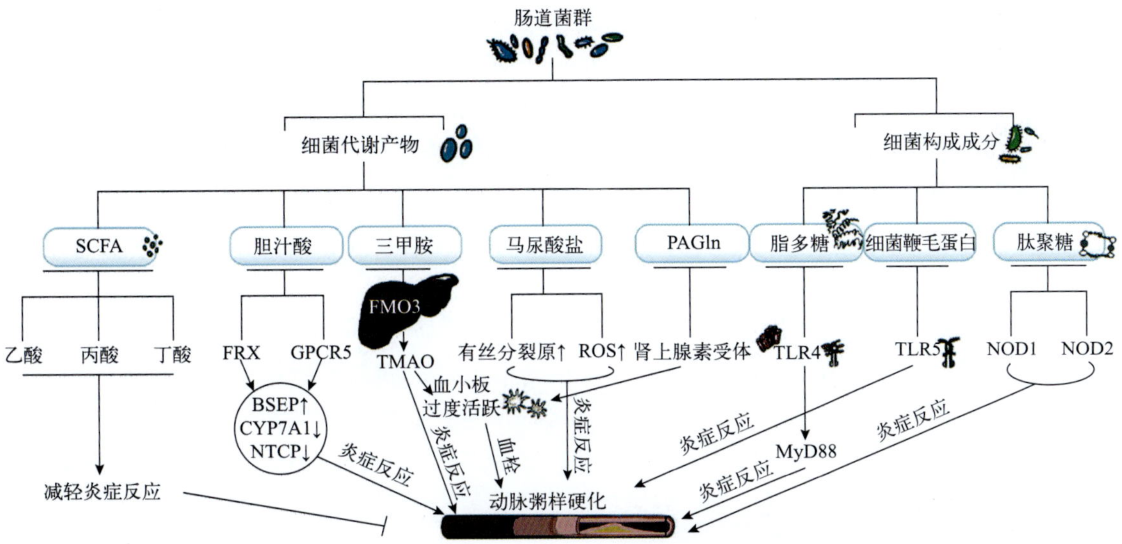

图 6-1　肠道菌群、炎症与动脉粥样硬化发生的关系

↑上调；↓下调；FRX. 法尼醇 X 受体；GPCR5. G 蛋白偶联受体 5；BSEP. 胆汁酸盐输出泵；CYP7A1. 胆固醇 7α- 羟化酶；NTCP. 牛磺胆酸钠共转运多肽；FMO3. 黄素单加氧酶 3；TMAO. 三甲胺 -*N*- 氧化物；ROS. 活性氧；PAGln. 苯乙酰谷氨酰胺；TLR. Toll 样受体；MyD88. 髓系分化初级反应蛋白质 88；NOD. 核苷酸结合寡聚结构域

和组氨酸经肠道菌群可转化生成三甲胺 -*N*- 氧化物（TMAO）；脂肪可以增加肠道的通透性，增加 LPS 的吸收；而碳水化合物和富含纤维的膳食经肠道细菌的发酵可产生短链脂肪酸（SCFA），如乙酸、丙酸、丁酸等。SCFA 可以调节肠道 pH 值，使其保持足够酸性，以使有益菌更好地存活并繁衍，抑制许多条件致病菌的进入和生长，还可以调节脂肪的储存，降低肠道及全身炎症水平。多食素食，可有益于 AS 的控制和恢复。合理的饮食结构可有效调节肠道菌群，使肠道环境保持健康，进而改善和预防 AS。

益生菌被视为肠道有益菌群的直接补充剂。诸多研究表明，补充益生菌能对 AS 起到良好的防治效果。实验证明，增加益生菌，如乳酸菌、双歧杆菌等有益菌，能够调节血脂，减轻炎症反应，减少氧化应激，延缓 AS 进程。

（张红梅）

四、肥胖与早期动脉粥样硬化

随着物质生活水平的日益提高，肥胖已成为越来越常见的现象。肥胖是一种多因素引发的慢性疾病，其特征是内脏脂肪和皮下脂肪的积累，导致心脏代谢疾病的易感性。动脉粥样硬化和肥胖在观察性研究和公众认知中早已被联系在一起。尽管动脉粥样硬化和肥胖是不同的疾病，但它们在病理生理概念的发展上有许多共同之处。在较早的传统认知中，两者都被视为脂质储存性疾病，主要涉及脂肪组织中的甘油三酯和动脉粥样硬化斑块中的胆固醇酯。后来，许多研究者认为肥胖和动脉粥样硬化并非是简单的脂质储存性疾病，而是慢性炎症过程，表现为先天免疫和适应性免疫的激活。同时，研究者认为，除了脂质积累，炎症细胞浸润、细胞因子产生和细胞死亡等其他过程，也对这两种疾病、它们的相互作用及其并发症的发生具有重要影响。因此，现有研究表明，许多机制，包括脂质代谢异常、胰岛素抵抗、炎症和炎性体激活、脂肪因子失衡、自噬受损、全身氧化应激和改变的肠道微生物群稳态和内皮功能障碍等，都被认为是肥胖与动脉粥样硬化之间关系的基础。

（一）脂质代谢异常

肥胖会导致血脂异常，表现为血清甘油三酯水平升高和HDL-C水平降低。这些变化增加了动脉粥样硬化的风险，因为甘油三酯的增加会促进LDL的氧化，而HDL-C的减少则降低了胆固醇从动脉壁移除的能力。

（二）胰岛素抵抗

肥胖，特别是腹部脂肪的增加，会导致胰岛素抵抗。胰岛素抵抗意味着身体的细胞对胰岛素的反应不如以前敏感，胰岛素的效应减弱。为了补偿，胰岛素分泌增加，但长期高胰岛素水平会导致胰岛素作用的进一步下降，形成恶性循环。这种状况会导致高血糖和2型糖尿病。

（三）炎症和炎性体激活

炎症可能是肥胖与动脉粥样硬化之间最重要的联系之一。大量累积的数据表明，核苷酸结合寡聚化结构域样受体家族吡啶结构域包含蛋白3（NLRP3）炎性体，主要存在于巨噬细胞中，可能受到各种心血管疾病风险因素的刺激，包括结晶胆固醇。NLRP3炎性体的激活负责将前IL-1β转化为IL-1β。在肥胖期间，循环中的游离脂肪酸水平增加，诸如神经酰胺和棕榈酸等脂质激活先天免疫系统的细胞并触发炎性体的激活。用神经酰胺刺激的脂多糖预处理的巨噬细胞显示NLRP3依赖的caspase-1激活，并导致相对低水平的IL-1β产生。此外，另一种脂质，即饱和脂肪酸棕榈酸，被证明可以激活NLRP3炎性体。棕榈酸是血浆中最丰富的游离脂肪酸之一，在肥胖状态下大量增加。几项研究表明，肥胖中的NLRP3炎性体是参与胰岛素抵抗发展的重要机制。同样，NLRP3炎性体已被证明在动脉粥样硬化的发展中是必不可少的，使其成为心脏代谢风险的一个非常有吸引力的共同机制（和潜在靶点）。肥胖引起的炎症与脂肪组织中的巨噬细胞、T细胞和B细胞的激活有关。研究发现，肥胖本身在脂肪组织中的巨噬细胞中引发了NLRP3炎性体的组装。此外，炎性体介导的caspase-1激活在脂肪组织和肝脏中已被证明会损害胰岛素信号转导和葡萄糖稳态。此外，肥胖者体内的脂肪细胞（尤其是内脏脂肪细胞）会分泌大量的促炎性细胞因子，如TNF-α和IL-6。这些促炎性细胞因子会促进胰岛素抵抗和动脉粥样硬化的发展。

（四）脂肪因子失衡

内脏脂肪组织是众多脂肪因子的来源，其中大多数被认为是促炎性细胞因子。越来越多的证据表明，促炎因子和抗炎因子（如脂联素）之间的不平衡可能是肥胖患者胰岛素抵抗、内皮功能障碍和动脉粥样硬化形成的原因。脂联素是由脂肪组织分泌的抗炎和血管保护性脂肪因子。迄今为止，大量研究表明，肥胖和（或）糖尿病患者的血浆脂联素水平较低。脂联素通过多种途径发挥其血管保护作用。体外研究显示，脂联素通过激活5-腺苷酸单磷酸激活的蛋白激酶通路和增强内皮型一氧化氮合酶（eNOS）活性，在人主动脉内皮细胞中诱导一氧化氮（NO）的产生。脂联素还通过抑制细胞增殖和超氧化物生成，以及增强经氧化低密度脂蛋白处理的内皮细胞中的eNOS活性，发挥其作用。此外，脂联素还通过抑制TNF-α和IL-8诱导的ICAM-1、VCAM-1和E选择素的合成，减轻单核细胞向内皮细胞的黏附。脂联素还抑制 A 类巨噬细胞清道夫受体的表达，从而减少泡沫细胞的形成和促炎性细胞因子的分泌。值得注意的是，脂联素通过下调巨噬细胞中催化胆固醇酯形成的酰基辅酶 A 胆固醇酰基转移酶 -1 的表达，进一步减少了泡沫细胞的形成。因此，脂联素限制了动脉粥样硬化斑块的形成。已有研究指出，脂联素有能力促进单核细胞分化为抗炎的 M2 巨噬细胞谱系，而在脂联素缺乏的状态下（如肥胖），单核细胞可能主要向促动脉粥样硬化的 M1 谱系分化。体外研究表明，生理浓度的脂联素可显著抑制由血小板衍生生长因子 -BB（PDGF-BB）诱导的人主动脉平滑肌细胞的增殖和迁移，其作用机制是通过直接结合 PDGF-BB，抑制其刺激的细胞外信号调节激酶信号通路。这些结果表明，脂联素可能还可以预防动脉粥样硬化中的血管重塑。在其他研究中，脂联素被证明能够选择性增加人单核细胞衍生的巨噬细胞中金属蛋白酶抑制剂 -1 的表达，这表明其有利于斑块稳定。

抵抗素（resistin）是一种促炎脂肪激素，其在腹部脂肪过多的个体中释放量过多。抵抗素能够显著上调人外周血单核细胞中 TNF-α 和 IL-6 的表达。已有报道显示，人类抵抗素通过 NF-κB 依赖途径，在各种细胞类型中刺激促炎性细胞因子如 TNF-α、IL-1、IL-6 和 IL-12 的合成。在肥胖人群中已经证明了抵抗素水平与血管炎症的正相关关系。作为其促炎特性的进一步证据，抵抗素能够上调黏附分子 VCAM-1 和 ICAM-1 的表达，并在人内皮细胞中诱导 CC 趋化因子 [趋化因子（C-C 基序）] 配体 2 和内皮素（ET）-1 的释放。已有研究证明，抵抗素可通过促进 ET-1 的释放，直接触发内皮细胞的激活，部分通过激活蛋白 -1 位点诱导 ET-1 启动子活性。此外，抵抗素上调黏附分子和趋化因子的表达，下调内皮细胞中 CD40 配体信号转导抑制剂（肿瘤坏死因子受体相关因子 -3）的表达。因此，增加的抵抗素水平可能是肥胖引起动脉粥样硬化的另一个因素。

脂联素是一种主要控制食物摄入和能量消耗的激素。循环脂联素水平会发生波动，过度进食时增加，饥饿时减少。脂联素可以调节 T 细胞免疫反应，刺激 Th 细胞增殖，并通过调节不同免疫细胞来增加促炎性细胞因子的产生。因此，脂联素水平的增加调节了热量摄入和动脉粥样硬化的易感性。

（五）自噬受损

越来越多的数据表明，自噬受损可能是动脉粥样硬化的一个重要决定因素，尤其是在年龄增长的情况下。一种流行的理论是，自噬受损可能是心脏代谢疾病发生的一个中心机制。完整的自噬机制对于限制巨噬细胞摄取脂质至关重要。自噬相关蛋白 7 基因（*ATG7*）是一个关键的自噬基因，巨噬细胞特异性 *ATG7* 缺陷小鼠通过增加巨噬细胞低密度脂蛋白摄取和泡沫细胞形成，表现出对动脉粥样硬化的易感性增加。肥胖和代谢综合征患者的自噬通量受损。在一项开创性研究中，*ATG7* 全单倍体不足的小鼠（$ATG7^{+/-}$小鼠）在与 *ob/ob* 小鼠交叉时没有显示代谢异常，但发生了糖尿病。$ATG7^{+/-}$ *ob/ob* 小鼠表现出胰岛素抵抗加重，脂质含量增加和炎症变化，表明自噬单倍体不足损害了对代谢应激的适应性反应。此外，由于自噬功能不足，脂质负荷后的细胞内脂质含量和胰岛素抵抗增加，并且在 $ATG7^{+/-}$ *ob/ob* 小鼠中炎症小体激活增加。这些结果表明，全身自噬功能不足可能是肥胖发展为糖尿病、相关炎症和动脉粥样硬化进展的一个重要因素。

（六）全身氧化应激

肥胖人群的脂肪堆积程度与氧化应激标志物密切相关。与肥胖小鼠血浆和脂肪组织中的氧化应激增强类似。通过淬灭 NO 增加氧化剂的产生与动脉粥样硬化易感性增加有关。氧化应激是由自由基生成和抗氧化系统之间的不平衡引起的。肥胖时脂肪组织中活性氧（ROS）生成增加，同时伴随着烟酰胺腺嘌呤二核苷酸磷酸（NADPH）氧化酶表达增加，这表明 NADPH 氧化酶的增加促进脂肪组织中 ROS 生成的增加。抗氧化酶如超氧化物歧化酶、谷胱甘肽过氧化物酶和过氧化氢酶在脂肪组织中的表达受损，导致 ROS 生成增加。此外，在培养的脂肪细胞中，研究已表明脂肪酸水平升高会导致氧化应激增强并促进促炎性细胞因子的生成。在肥胖小鼠模型中，使用 NADPH 氧化酶抑制剂治疗减少了脂肪组织中的 ROS 生成，显著增加了脂联素的生成，抑制了促炎性细胞因子的释放，并改善了胰岛素敏感性和肝脂肪变性。

（七）肠道微生物群稳态

宿主肠道微生物群在宿主功能以及随后的健康和疾病中起着至关重要的作用。人和小鼠肠道中的细菌种类大多属于类杆菌门和厚壁菌门，其次是放线菌门、变形菌门和疣微菌门等，以及产甲烷古细菌，主要是史密斯甲烷杆菌。肠道微生物群具有多种功能特性，并影响肠道内外的宿主生理。肠道微生物群的基本功能包括促进肠道免疫系统的正常发育和稳态的维持、调节上皮细胞增殖、抵御病原菌侵袭及调节肠道内绒毛结构和血管生成。对人类和小鼠的研究表明，肠道微生物群的改变与多种疾病有关，包括肥胖、糖尿病、炎症和动脉粥样硬化。

（八）内皮功能障碍

动物和人类研究表明，肥胖患者的内皮功能受损。几种机制导致肥胖患者 NO 生成减少，可用性降低，其中包括 eNOS 表达减少或 eNOS 失活增加（继发于 ROS 产生增加）。肥胖患者和患有代谢综合征的肥胖受试者的血浆不对称二甲基精氨酸水平升高。不对称二甲基精氨酸作为 eNOS 的化学计量抑制剂，可能是肥胖降低 NO 生物利用度的另一种机制。除 NO 外，肥胖还影响由内皮衍生的前列环素和血栓素。肥胖增加了依赖前列腺素的血管收缩和血管血栓素受体基因表达，这些变化可能促进与肥胖相关的血管疾病、高血压和血栓的发生。内皮是强效血管收缩肽内皮素（如 ET-1）的来源。ET-1 能够增强其他血管活性肽如血管紧张素 -Ⅱ、去甲肾上腺素和血清素的血管作用，积极参与白细胞和血小板激活，并促进机体呈现促血栓和促动脉粥样硬化表型。肥胖与 ET-1 介导的血管紧张增强相关。在肥胖状态下，ET-1 介导的血管收缩增强，导致内皮依赖性血管扩张减少。在血压正常和高血压的肥胖者中，均发现 ET-1 血浆水平增加。此外，在实验性肥胖模型中，ET-1 在心血管系统中的基因和蛋白表达均增加。ET-1 介导的血管收缩可能促进高血压、动脉粥样硬化和血栓的发生，而这些情况在肥胖患者中较为常见。

肥胖引起的血管功能障碍在大血管和微血管中都可以观察到。在人类研究中，肥胖患者腿部微循环对乙酰胆碱所引发的内皮依赖性血管扩张的反应减少。同样，在超重和肥胖患者的前臂微循环中，也观察到内皮功能的逐渐下降。在同一研究中，动脉内注射抗坏血酸改善了对乙酰胆碱的反应，这表明氧化应激在肥胖相关的内皮功能障碍中起作用。此外，与正常体重对照组相比，肥胖患者的小阻力动脉表现出显著的内皮依赖性舒张功能障碍。这些数据表明，肥胖患者的小动脉由于 NO 可用性减少而表现出显著的内皮功能障碍。众所周知，内皮细胞激活是炎症的一个关键早期步骤。有研究表明，脂肪组织释放的游离脂肪酸可直接导致内皮功能障碍。上身肥胖的个体的游离脂肪酸水平高于下肢肥胖的个体，这表明内脏脂肪比储存在身体其他部位的脂肪对内皮功能障碍有更显著的影响。此外，将游离脂肪酸浓度提高到肥胖者水平的输注，增加了健康个体的血浆 ICAM-1 和 VCAM-1 水平，表明游离脂肪酸对内皮细胞激活有直接影响。在肥胖动物模型中，类似的发现已经被报道，其中手术切除内脏脂肪导致大鼠血浆游离脂肪酸浓度降低，表明内脏脂肪在调节游离脂肪酸水平中起重要作用。在人类中，通过抽脂切除腹部脂肪会导致游离脂肪酸浓度降低。相反，仅切除皮下脂肪并不会显示出任何炎症改善或游离脂肪酸浓度降低，这一现象表明了内脏脂肪与游离脂肪酸水平之间的联系。值得注意的是，肥胖相关高血压的儿童和青少年相对于血压正常的肥胖个体，表现出更强的系统性炎症反应和内皮激活。有研究表明，即使在 2 ～ 3 岁健康的正常体重儿童中，肥胖也与较高水平的胰岛素抵抗、E 选择素和 VCAM-1 相关，这种关联甚至在脂肪水平较低的儿童中也很明显。因此，这些研究有力地表明，超重和肥胖与内皮激活相关，内脏区域的肥胖可能是内皮激活的更强预测因素。综上所述，肥胖通过多种机制导致心血管风险增加。尽管难以区分肥胖本身（相较于代谢综合征的相关特征）对动脉粥样硬化血栓风险的独特机制贡献，但呈现出几个重要机制。这些机制涉及脂肪因子的改变、炎症和炎症体的激活、肠道微生物群改变、氧化应激和内皮功能障碍。最有影响力的现代机制是炎症，以及通过 NLRP3 炎症体的信号转导，这可能有助于将上述所有机制联系在一起。

超声测量颈动脉内膜中层厚度是检测动脉粥样硬化结构改变的首选方法，也是目前临床应用最为广泛的检查手段。超声成像新技术如脉搏波传导速度、剪切波弹性成像、速度向量成像、超声分子成像等，可发现动脉壁功能学改变，协助诊断早期动脉粥样硬化，从而有助于临床医师积极干预和治疗动脉粥样硬化，有效逆转血管病变，降低心脑血管疾病的发病率及致死、致残率。

（谢盛华　陆　景）

五、应激损伤及心理因素

血清学和影像学标志物可以反映与应激损伤及心理因素相关的早期动脉粥样硬化。血清学标志物包括高敏 C 反应蛋白、血清淀粉样蛋白 A、白细胞介素、肿瘤坏死因子、循环黏附分子、穿透素 3、肝纤维蛋白原、载脂蛋白相关磷脂酶 A2、可溶性 CD4 配体、基质金属蛋白酶、髓过氧化物酶、氧化低密度脂蛋白、脂质过氧化物和异前列腺素等。影像学标志物包括颈动脉内膜中层厚度、肱动脉内皮功能、动脉僵硬度和踝肱指数等。

（一）氧化应激

在生理情况下，机体氧化与抗氧化作用处于动态平衡，体内各种内源性抗氧化酶可清除活性氧簇，维持细胞氧化还原自稳态。氧化应激是各种刺激导致机体氧化与抗氧化失衡，从而引起一系列反应的状态。生物体内的氧自由基及由它们衍生出的多种过氧化产物构成了活性氧簇分子。活性氧簇分子具有高度活性，因其容易获得和丢失电子的特性，参与了体内多种氧化还原反应。活性氧簇分子在处于较高浓度的情况下会对几乎所有的大分子物质造成损伤。氧化应激主要通过以下两个方面促进动脉粥样硬化的发生发展：①氧化应激通过氧化作用直接损伤细胞内的脂质、蛋白质、核酸等大分子物质，这些大分子物质的损伤缺陷是内皮功能障碍的基础，也是动脉粥样硬化的始动环节；②氧化应激以活性氧簇分子及其氧化产物作为功能性信号分子，激活相应的信号通路，介导血管壁细胞发生一系列改变，从而影响血管的正常结构和功能。信号介导氧化应激损伤的机制为：首先，活性氧簇分子修饰脂质、蛋白质、核酸等大分子物质所形成的氧化产物，能导致线粒体通透性改变，为诱导自噬、凋亡、坏死提供信号，并且这些氧化产物又是氧化应激的重要诱导物。其次，活性氧簇分子可直接作为第二信使，调节各种相关酶的活性及刺激其他信号传递分子，通过多种通路介导血管损伤，破坏血管结构和功能的完整性，促进动脉粥样硬化的发展进程。如在氧化环境中，血管平滑肌细胞易发生表型转化，出现血管炎症和血管钙化，从而导致血管功能障碍。氧化应激使氧化低密度脂蛋白在血管壁沉积，进而引起血小板黏附、聚集，释放出血小板源性生长因子、转化生长因子等炎症介质，导致动脉粥样硬化早期的发生与发展。氧化应激也可通过刺激体内线粒体功能紊乱和烟酰胺腺嘌呤二核苷酸磷酸氧化酶生成，引起体内活性氧生成过多，造成内皮细胞功能受损、血管平滑肌细胞增殖迁移、巨噬细胞泡沫化和炎症反应，加速动脉粥样硬化的发生发展。氧化应激损伤通过调控血管平滑肌细胞的增殖、迁移，促进动脉粥样硬化发生发展。在氧化应激状态下，血管平滑肌细胞中产生过量的活性氧簇分子，促使血管平滑肌细胞增殖、迁移及细胞外基质大量蓄积，加速动脉粥样硬化的发展及血管重塑。过量活性氧簇分子导致巨噬细胞源性泡沫细胞的形成和凋亡及免疫炎症反应，参与动脉粥样硬化的发生、发展。氧化应激能刺激循环内皮微粒的释放，循环内皮微粒可通过多种途径影响血管功能，是动脉粥样硬化进展的重要标志物。此外，氧化应激和自噬的交联作用在动脉粥样硬化的病理生理过程中扮演着重要角色。基础自噬作为一种保护机制，通过降解细胞内的物质和促细胞存活作用阻止氧化应激的损害；而自噬缺陷或过度自噬都会对机体产生不利的影响。抑制活性氧簇分子产生、抗氧化、防止氧化低密度脂蛋白形成或阻碍其受体均可预防氧化应激损伤并改善动脉粥样硬化。阿司匹林、他汀类药物、肾素 - 血管紧张素 - 醛固酮抑制剂和抗氧化剂等已在临床应用。目前临床中常用的维生素、叶酸可改善内皮功能，发挥抗氧化作用。多酚类药物可增加内皮型一氧化氮合酶的表达和激活，发挥抗炎和抗氧化作用。同时，针对线粒体的靶向疗法可改善线粒体功能、抑制活性氧簇分子的大量产生、减轻氧化应激，显著降低动脉粥样硬化患者的发病率及不良心血管事件的发生率。

（二）精神应激

反复的急性精神应激或长期慢性精神应激可导致动脉粥样硬化的发生和进展。精神应激因素包括社会经济状态、工作压力、婚姻冲突、生活方式、A 型人格等。急性或慢性应激能够兴奋下丘脑 - 垂体 - 肾上腺轴，刺激肾上腺皮质产生皮质类激素，与交感神经系统激活产生的儿茶酚胺类物质肾上腺素和去甲肾上腺素一起成为应激素。应激状态下产生的胰高血糖素和生长激素也是一种应激素，肾素 - 血管紧张素系统参与了应激反应。精神应激对血流动力学、血管内皮功能和血脂的影响与动脉硬化密切相关。交感神经系统刺激肾脏产生肾素，肾素通过诱发一系列反应，产生强效血管收缩剂血管紧张素Ⅱ，促使血压升高、心率加快。而高血压已被公认为是动脉粥样硬化和心血管疾病的独立危险因素。研究发现，心理应激形成的高血压增强了血管壁应力和剪切力，使血管内皮受损，而这些区域常是动脉粥样硬化的发生部位。动脉粥样硬化的发展和内皮细胞功能损伤直接相关。应激可直接抑制内皮细胞依赖的舒张功能，长期处于慢性精神应激状态的患者更容易出现血管内皮功能损害。精神应激时，皮质酮、儿茶酚胺、胰高血糖素、生长激素等会导致脂质代谢紊乱，促进动脉粥样硬化发生。心理应激促使血浆中胆固醇、脂蛋白、甘油三酯和游离脂肪酸浓度升高，这些分子均可促使动脉粥样硬化的形成。此外，精神应激对巨噬细胞和细胞因子的影响与动脉粥样硬化有关。慢性精神应激能够诱导 C 反应蛋白、白细胞介素 -1 和白细胞介素 -6 及肿瘤坏死因子等促炎因子的表达。巨噬细胞活化在动脉粥样硬化的发生发展过程中具有重要作用，而慢性精神应激 - 儿茶酚胺 - 巨噬细胞途径有可能起到关键作用。在动脉粥样硬化形成早期，血液中的单核细胞与内皮黏附是关键，而黏附分子在此过程中起到关键作用。慢性精神应激可引起皮质醇类、儿茶酚胺类激素等应激激素的释放，从而引起血流量和血压改变，增加血管壁应力和剪切力，导致内皮功能紊乱。长期的慢性精神应激会引起血脂代谢紊乱，促进动脉粥样硬化的形成。应激后大量细胞因子、黏附分子表达增加，可促使单核细胞聚集、黏附并转移到内膜下。长期的慢性精神应激能够活化巨噬细胞，引发脂质氧化修饰、泡沫细胞形成，进而促进动脉粥样硬化的病理进展。

（三）心理因素

焦虑、抑郁等不良心理因素是动脉粥样硬化的危险因素，也是影响其预后的独立危险因素。美国心脏病学院在 2014 年建议将抑郁作为急性冠脉综合征预后不良的重要危险因素。我国学者发现，急性冠脉综合征患者中 65.6% 伴有抑郁，78.9% 伴有焦虑，提示心血管疾病患者常伴有焦虑、抑郁等不良心理状态。

目前的研究认为，抑郁及焦虑等不良心理因素能够促进动脉粥样硬化的发生，其机制可能与内皮损伤、炎症因子释放、凝血级联激活、血小板的过度活化和血栓形成等因素有关。抑郁与焦虑通过以下途径及机制促进动脉粥样硬化的病理过程：①抑郁与焦虑参与血管慢性炎症反应；②促进肾素 - 血管紧张素系统激活；③下丘脑 - 垂体 - 肾上腺轴失衡。应用肾素与血管紧张素醛固酮抑制剂可以减弱炎症反应，延缓动脉粥样硬化进展，并能有效改善不良心理因素。研究发现，基于运动医学的心脏康复，不但能够控制心血管疾病的危险因素、抑制肾素与血管紧张素醛固酮系统的激活、保护内皮细胞功能、抑制炎症反应、稳定及消退动脉粥样斑块，还能改善生活质量，缓解抑郁及焦虑等。目前建议应用生物 - 心理 - 社会治疗模式来控制心血管疾病。常用的心理疗法包括认知行为疗法、自我效能理论、保护动机理论。运用各种有效的心理疗法对患者的焦虑、抑郁等不良心理状态进行干预，帮助患者重新正确认识疾病，纠正负性认知，恢复自信心，改善心理障碍，从而达到预防及抑制动脉粥样硬化进展的目的，最终实现患者心身的全面康复。

（四）超声影像学评价

目前，临床上对动脉粥样硬化的评估主要依靠二维超声测量血管内膜中层是否增厚及有无斑块形成。然而，早期动脉粥样硬化在血管形态学发生改变之前，就会出现显著的动脉生物力学属性改变，如弹性功能减低。因此，早期发现动脉弹性功能的变化并对其定量评估，有助于动脉粥样硬化的早期诊断及预防。脉搏波传导速度测定是一种检测血管弹性的技术，具有无创性，被认为是评价动脉粥样硬化程度的金标准。超极速脉搏波传导速度技术是目前定量评估动脉管壁局部弹性的新型超声成像技术。戴萍等的研究发现，超极速脉搏波传导速度技术获取的颈总动脉收缩末期脉搏波传导速度可作为定量评估年龄相关早期动脉粥样硬化进展程度的有效指标，同时该参数独立于除年龄以外的多种动脉粥样硬化危险因素，为动脉粥样硬化发生的最初阶段提供了一种无创、快速、易操作、可重复性高的超声检查手段，值得在临床中广泛推广。

在临床症状发生前，于动脉粥样硬化的早期阶段识别，并引导治疗手段的精确定位，从而减慢或终止疾病的进展，这是功能水平、细胞水平及分子水平成像的优势所在。动脉粥样硬化靶向超声成像可用于识别炎症和新生血管形成相关的分子靶点，成像所使用的超声造影剂被赋予生物功能，并被设计为对特定的靶点有特异性亲和力，从而实现分子水平的成像。超声造影成像特异性识别早期动脉粥样硬化疾病，通常选择炎症过程中确切表达且非特异性表达少或无的受体。其中，参与炎症过程中巨噬细胞及T淋巴细胞等聚集的VCAM-1、ICAM-1、P选择素等，是最常用的特征性生物标记分子。

动脉粥样硬化脂纹期为病变的早期阶段。早期、准确地评估动脉粥样硬化及其引起的相应血流动力学改变，对临床决策及干预具有重要意义。目前的影像学技术尚不能有效预测或评估早期动脉粥样硬化改变。高帧率动态向量血流成像技术是一种全新的超声向量血流成像技术，于2015年首次发布。邱艺杰等的研究发现，高帧率动态向量血流成像技术测得的兔腹主动脉前、后壁壁面压力值在腹主动脉脂纹期出现拐点，提示该技术能在动脉粥样硬化早期阶段提示血流动力学动态变化，因而具备潜在临床应用价值。

超声血管回声跟踪技术是能对动脉血管弹性进行检测和评估的新方法。黄葵等发现，超声血管回声跟踪技术评估早期动脉粥样硬化、动脉弹性减低的结果可信，且具有无创、实时、操作简便快捷的优点。动脉粥样硬化早期超声血管回声跟踪技术获取的各动脉壁弹性指标均发生相应变化，而其中弹性系数和硬度指标诊断早期动脉粥样硬化最为敏感且具有特异性。

动脉粥样硬化是一种有局部表现的全身系统性疾病，美国心脏病学会根据其病理表现将动脉粥样硬化分为8型，其中Ⅰ～Ⅲ型病变为可逆转的动脉粥样硬化早期病变，Ⅳ型及以上为不可逆的动脉粥样硬化进展期病变。及时发现并干预早期动脉粥样硬化，使病变趋于稳定甚至消退，可以明显降低心脑血管疾病的发病率和致死率。超声造影利用超声微泡表面的固有生物学特性构建靶向超声微泡，或将靶向于病变组织特定分子的特异配体连接至超声微泡外壳，经静脉将靶向超声微泡注入体内，使其选择性地聚集于靶组织而产生分子水平显影。Kaufmann等在$ApoE^{-/-}$的鼠动脉粥样硬化模型中，运用超声造影使靶向超声微泡造影剂与病变处表达的VCAM-1相结合，快速定量探测动脉粥样硬化不同阶段的血管炎症变化和炎症负荷程度，提示超声造影有望用于早期动脉粥样硬化的诊断和治疗性干预措施的疗效评估。该研究小组在后续研究中发现，在双基因敲除（DKO）鼠不同阶段的早期动脉粥样硬化模型中，借助超声造影使靶向超声微泡造影剂与病变处表达的VCAM-1和P选择素相结合。他们首次运用该无创方法，对炎症细胞在进入血管壁发展成脂纹期病变前的动脉粥样硬化血管炎症反应进行了成像记录。未来，此方法将有助于动脉粥样硬化的早期危险分层。Elham等采用超声造影，观察含阿托伐他汀饮食与常规饮食8周后DKO鼠的早期动脉粥样硬化变化，发现他汀饮食组DKO鼠的斑块负荷降低，内皮细胞表达VCAM-1减少。这一现象表明，超声造影可用于评价早期动脉粥样硬化抗炎治疗后的效果。目前，超声造影应用于早期动脉粥样硬化的研究仍处于实验阶段，其结果受人为影响较大，操作探测角度不适宜时不能有效地显示管腔与血流状态。从临床角度来看，超声造影具有优良的空间分辨率和敏感度，能快速成像且携带方便，未来可用于早期动脉粥样硬化的大规模筛查。

（陆　景）

参考文献

戴萍，朱正球，高慧，等，2021. 超极速脉搏波技术在定量评估早期动脉粥样硬化中的应用价值 [J]. 血管与腔内血管外科杂志，7(11): 1323-1328.

邓岚，尹立雪，2019. 超声评价早期动脉粥样硬化的研究进展 [J]. 中华医学超声杂志（电子版），16(12): 972-975.

董波，2021. 不良的心理因素与动脉粥样硬化及动脉粥样硬化性心血管疾病 [J]. 中华内科杂志，60(7): 677-680.

杜李宇，李倩滢，陈伟哲，等，2022. 肠道菌群促炎与动脉粥样硬化关系研究进展 [J]. 食品科学，43(3): 325-332.

郭院林，周敬群，2011. 精神应激与动脉粥样硬化发生发展的关系 [J]. 广东医学，32(22): 3006-3008.

郝阳，郭晓辰，张军平，2017. 氧化应激和自噬在动脉粥样硬化中的作用研究新进展 [J]. 中国动脉硬化杂志，25(4): 404-410.

侯雅新，林飞，李奕帛，等，2021. 氧化应激在动脉粥样硬化发病中的作用研究进展 [J]. 新乡医学院学报，38(11): 1090-1094.

黄葵，李治安，杨娅，等，2006. 血管回声跟踪技术检测兔早期动脉硬化的实验研究 [J]. 中华超声影像学杂志，15(8): 617-620.

蒋再新，侯静波，2014. 早期动脉粥样硬化的影像学检查进展 [J]. 国际心血管病杂志，41(6): 368-370.

邱艺杰，董怡，何婉媛，等，2020. 向量血流成像技术评估兔腹主动脉早期动脉粥样硬化的价值 [J]. 中国临床医学，27(3): 438-443.

孙瑜，李想，罗春英，等，2017. 超声造影在早期动脉粥样硬化疾病的研究进展 [J]. 现代生物医学进展，17(10): 1960-1963.

支晨曦，谢忠成，李靓，等，2022. 中国动脉粥样硬化近三年基础研究进展 [J]. 中国动脉硬化杂志，30(9): 744-752.

Arita Y, Kihara S, Ouchi N, et al, 2002. Adipocyte-derived plasma protein adiponectin acts as a platelet-derived growth factor-BB-binding protein and regulates growth factor-induced common postreceptor signal in vascular smooth muscle cell[J]. Circulation, 105(24): 2893-2898.

Bayram A, Erdogan M B, Eksi F, et al, 2011. Demonstration of Chlamydophila pneumoniae, Mycoplasma pneumoniae, Cytomegalovirus, and Epstein-Barr virus in atherosclerotic coronary arteries, nonrheumatic calcific aortic and rheumatic stenotic mitral valves by polymerase chain reaction[J].Anadolu Kardiyol Derg, 11(3): 237-243.

Bermudez E A, Rifai N, Buring J E, et al, 2002. Relation between markers of systemic vascular inflammation and smoking in women[J].Am J Cardiol, 89(9): 1117-1119.

Blake G J, Ridker P M, 2001. Novel clinical markers of vascular wall inflammation[J].Circ Res, 89(9): 763-771.

Bo P, Marchioni E, Bosone D, et al, 2001. Effects of moderate and high doses of alcohol on carotid atherogenesis[J]. Eur Neurol, 45(2): 97-103.

Brandsma E, Kloosterhuis N J, Koster M, et al, 2019. A proinflammatory gut microbiota increases systemic inflammation and accelerates atherosclerosis[J]. Circ Res, 124(1): 94-100.

Celermajer D S, Sorensen K E, Gooch V M, et al, 1992. Non-invasive detection of endothelial dysfunction in children and adults at risk of atherosclerosis[J]. Lancet, 340(8828): 1111-1115.

Chelland Campbell S, Moffatt R J, Stamford B A, 2008. Smoking and smoking cessation: the relationship between cardiovascular disease and lipoprotein metabolism: a review[J]. Atherosclerosis, 201(2): 225-235.

Chen W Q, Zhong L, Zhang L, et al, 2009. Oral rapamycin attenuates inflammation and enhances stability of atherosclerotic plaques in rabbits independent of serum lipid levels[J]. Br J Pharmacol, 156(6): 941-951.

Collart M A, Baeuerle P, Vassalli P, 1990. Regulation of tumor necrosis factor alpha transcription in macrophages: involvement of four kappa B-like motifs and of constitutive and inducible forms of NF-kappa B[J]. Mol Cell Biol, 10(4): 1498-1506.

Csiszar A, Smith K, Labinskyy N, et al, 2006. Resveratrol attenuates TNF-alpha-induced activation of coronary arterial endothelial cells: role of NF-kappaB inhibition[J]. Am J Physiol Heart Circ Physiol, 291(4): H1694-H1699.

Csiszar A, Ungvari Z, Koller A, et al, 2003. Aging-induced proinflammatory shift in cytokine expression profile in rat coronary arteries[J]. FASEB J, 17(9): 1183-1185.

Csiszar A, Ungvari Z, Koller A, et al, 2004. Proinflammatory phenotype of coronary arteries promotes endothelial apoptosis in aging[J].Physiol Genomics, 17(1): 21-30.

De Nardo D, Latz E, 2011. NLRP3 inflammasomes link inflammation and metabolic disease[J].Trends Immunol, 32(8): 373-379.

Duewell P, Kono H, Rayner K J, et al, 2010. NLRP3 inflammasomes are required for atherogenesis and activated by cholesterol crystals[J]. Nature, 464(7293): 1357-1361.

Eckburg P B, Bik E M, Bernstein C N, et al, 2005. Diversity of the human intestinal microbial flora[J]. Science, 308(5728): 1635-1638.

Förstermann U, Münzel T, 2006. Endothelial nitric oxide synthase in vascular disease: from marvel to menace[J]. Circulation, 113(13): 1708-1714.

Furukawa K, Hori M, Ouchi N, et al, 2004. Adiponectin down-regulates acyl-coenzyme A: cholesterol acyltransferase-1 in cultured human monocyte-derived macrophages[J]. Biochem Biophys Res Comm, 317(3): 831-836.

Furukawa S, Fujita T, Shimabukuro M, et al, 2004. Increased oxidative stress in obesity and its impact on metabolic syndrome[J]. J Clin Invest, 114(12): 1752-1761.

Gu H F, Tang C K, Yang Y Z, 2012. Psychological stress, immune response, and atherosclerosis[J]. Atherosclerosis, 223(1): 69-77.

Gu Z, Fonseca V, Hai C M, 2013. Nicotinic acetylcholine receptor mediates nicotine-induced actin cytoskeletal remodeling and extracellular matrix degradation by vascular smooth muscle cells[J]. Vascul Pharmacol, 58(12): 87-97.

Hassa P O, Covic M, Hasan S, et al, 2001. The enzymatic and DNA binding activity of PARP-1 are not required for NF-kappa B coactivator function[J]. J Biol Chem, 276(49): 45588-45597.

Higuchi M L, Sambiase N, Palomino S, et al, 2000. Detection of Mycoplasma pneumoniae and Chlamydia pneumoniae in ruptured atherosclerotic plaques[J]. Braz J Med Biol Res, 33(9): 1023-1026.

Hill B G, Haberzettl P, Ahmed Y, et al, 2008.Unsaturated lipid peroxidation-derived aldehydes activate autophagy in vascular smooth-muscle cells[J]. Biochem J, 410(3): 525-534.

Hotamisligil G S, 2006. Inflammation and metabolic disorders[J]. Nature, 444(7121): 860-867.

Jefferis B J, Papacosta O, Owen C G, et al, 2011. Interleukin 18 and coronary heart disease: Prospective study and systematic review[J]. Atherosclerosis, 217(1): 227-233.

Juonala M, Viikari J S, Kähönen M, et al, 2009. Alcohol consumption is directly associated with carotid intima-media thickness in Finnish young adults: the Cardiovascular Risk in Young Finns Study[J]. Atherosclerosis, 204(2): e93-e98.

Karlsson F H, Fåk F, Nookaew I, et al, 2012. Symptomatic atherosclerosis is associated with an altered gut metagenome[J]. Nat Commun, 3: 1245.

Kattoor A J, Pothineni N V K, Palagiri D, et al, 2017. Oxidative stress in atherosclerosis[J]. Curr Atheroscler Rep, 19(11): 42.

Kaufmann B A, Carr C L, Todd Belcik J, et al, 2010. Molecular imaging of the initial inflammatory response in atherosclerosis: implications for early detection of disease[J]. Arterioscler Thromb Vasc Biol, 30(1): 54-59.

Kaufmann B A, Sanders J M, Davis C, et al, 2007. Molecular imaging of inflammation in atherosclerosis with targeted ultrasound detection of vascular cell adhesion molecule-1[J]. Circulation, 116(3): 276-284.

Khanicheh E, Mitterhuber M, Xu L F, et al, 2013. Noninvasive ultrasound molecular imaging of the effect of statins on endothelial inflammatory phenotype in early atherosclerosis[J]. PLoS One, 8(3): e58761.

Kim M K, Shin J, Kweon S S, et al, 2014. Harmful and beneficial relationships between alcohol consumption and subclinical atherosclerosis[J].Nutr Metab Cardiovasc Dis, 24(7): 767-776.

Kobayasi R, Akamine E H, Davel A P, et al, 2010. Oxidative stress and inflammatory mediators contribute to endothelial dysfunction in high-fat diet-induced obesity in mice[J].J Hypertens, 28(10): 2111-2119.

Krzyzanowska K, Mittermayer F, Kopp H P, et al, 2004. Weight loss reduces circulating asymmetrical dimethylarginine concentrations in morbidly obese women[J].J Clin Endocrinol Metab, 89(12): 6277-6281.

Laguzzi F, Baldassarre D, Veglia F, et al, 2021. Alcohol consumption in relation to carotid subclinical atherosclerosis and its progression: results from a European longitudinal multicentre study[J]. Eur J Nutr, 60(1): 123-134.

Lee Y H, Shin M H, Kweon S S, et al, 2009. Alcohol consumption and carotid artery structure in Korean adults aged 50 years and older[J]. BMC Public Health, 9: 358.

Lim Y M, Lim H, Hur K Y, et al, 2014. Systemic autophagy insufficiency compromises adaptation to metabolic stress and facilitates progression from obesity to diabetes[J]. Nat Commun, 5: 4934.

Lovren F, Pan Y, Quan A, et al, 2010. Adiponectin primes human monocytes into alternative anti-inflammatory M2 macrophages[J].Am J Physiol Heart Circ Physiol, 299(3): H656-H663.

Lovren F, Teoh H, Verma S, 2015. Obesity and atherosclerosis: mechanistic insights[J]. Can J Cardiol, 31(2): 177-183.

Marchio P, Guerra-Ojeda S, Vila J M, et al, 2019. Targeting early atherosclerosis: a focus on oxidative stress and inflammation[J].Oxid Med Cell Longev, 2019: 8563845.

Messner B, Bernhard D, 2014. Smoking and cardiovascular disease: mechanisms of endothelial dysfunction and early atherogenesis[J]. Arterioscler Thromb Vasc Biol, 34(3): 509-515.

Momiyama Y, Ohmori R, Taniguchi H, et al, 2004. Association of Mycoplasma pneumoniae infection with coronary artery disease and its interaction with chlamydial infection[J]. Atherosclerosis, 176(1): 139-144.

Motoshima H, Wu X, Mahadev K, et al, 2004. Adiponectin suppresses proliferation and superoxide generation and enhances ENOS activity in endothelial cells treated with oxidized LDL[J]. Biochem Biophys Res Comm, 315(2): 264-271.

Mueller M A, Beutner F, Teupser D, et al, 2008. Prevention of atherosclerosis by the mTOR inhibitor everolimus in LDLR-/-mice despite severe hypercholesterolemia[J]. Atherosclerosis, 198(1): 39-48.

Mukamal K J, Kronmal R A, Mittleman M A, et al, 2003. Alcohol consumption and carotid atherosclerosis in older adults: the Cardiovascular Health Study[J]. Arterioscler Thromb Vasc Biol, 23(12): 2252-2259.

Ng M K, Wu J, Chang E, et al, 2007. A central role for nicotinic cholinergic regulation of growth factor-induced endothelial cell migration[J]. Arterioscler Thromb Vasc Biol, 27(1): 106-112.

Nordskog B K, Blixt A D, Morgan W T, et al, 2003. Matrix-degrading and pro-inflammatory changes in human vascular endothelial cells exposed to cigarette smoke condensate[J].Cardiovasc Toxicol, 3(2): 101-117.

Nussinovitch U, 2010. The association between Mycoplasma infections and atherosclerosis: myth or clinical reality?[J]. Isr Med Assoc J, 12(7): 439-440.

Orosz Z, Csiszar A, Labinskyy N, et al, 2007. Cigarette smoke-induced proinflammatory alterations in the endothelial phenotype: role of NAD(P)H oxidase activation[J]. Am J Physiol Heart Circ Physiol, 292(1): H130-H139.

Osborn E A, Jaffer F A, 2015. Imaging inflammation and neovascularization in atherosclerosis: clinical and translational molecular and structural imaging targets[J]. Curr Opin Cardiol, 30(6): 671-680.

Ouchi N, Kihara S, Arita Y, et al, 1999. Novel modulator for endothelial adhesion molecules: adipocyte-derived plasma protein adiponectin[J]. Circulation, 100(25): 2473-2476.

Ouchi N, Kihara S, Arita Y, et al, 2001. Adipocyte-derived plasma protein, adiponectin, suppresses lipid accumulation and class A scavenger receptor expression in human monocyte-derived macrophages[J]. Circulation, 103(8): 1057-1063.

Ouimet M, Franklin V, Mak E, et al, 2011. Autophagy regulates cholesterol efflux from macrophage foam cells via lysosomal acid lipase[J]. Cell Metab, 13(6): 655-667.

Panagiotakos D B, Pitsavos C, Chrysohoou C, et al, 2004. Effect of exposure to secondhand smoke on markers of inflammation: the ATTICA study[J]. Am J Med, 116(3): 145-150.

Poznyak A V, Grechko A V, Orekhova V A, et al, 2020. Oxidative stress and antioxidants in atherosclerosis development and treatment[J]. Biology (Basel), 9(3): 60.

Pryor W A, Stone K, Zang L Y, et al, 1998. Fractionation of aqueous cigarette tar extracts: fractions that contain the tar radical cause DNA damage[J].Chem Res Toxicol, 11(5): 441-448.

Puranik R, Celermajer D S, 2003. Smoking and endothelial function[J].Prog Cardiovasc Dis, 45(6): 443-458.

Rocha V Z, Libby P, 2009. Obesity, inflammation, and atherosclerosis[J]. Nature Reviews Cardiology, 6(6): 399-409.

Ross R, 1999. Atherosclerosis--an inflammatory disease[J]. N Engl J Med, 340(2): 115-126.

Sansbury B E, Cummins T D, Tang Y, et al, 2012. Overexpression of endothelial nitric oxide synthase prevents diet-induced obesity and regulates adipocyte phenotype[J]. Circ Res, 111(9): 1176-1189.

Schoeler M, Caesar R, 2019. Dietary lipids, gut microbiota and lipid metabolism[J]. Rev Endocr Metab Disord, 20(4): 461-472.

Siasos G, Kollia C, Tsigkou V, et al, 2013. microRNAs: Novel diagnostic and prognostic biomarkers in atherosclerosis[J]. Curr Top Med Chem, 13(13): 1503-1517.

Siasos G, Tsigkou V, Kokkou E, et al, 2014. Smoking and atherosclerosis: mechanisms of disease and new therapeutic approaches[J].Curr Med Chem, 21(34): 3936-3948.

Sommer F, Bäckhed F, 2013. The gut microbiota: Masters of host development and physiology[J]. Nat Rev Microbiol, 11(4): 227-238.

Soysal P, Arik F, Smith L, et al, 2020.Inflammation, Frailty and Cardiovascular Disease[J].Adv Exp Med Biol, 1216: 55-64.

Stary H C, 2000. Natural history and histological classification of atherosclerotic lesions: an update[J]. Arterioscler Thromb Vasc Biol, 20(5): 1177-1178.

Stienstra R, Joosten L A, Koenen T, et al, 2010. The inflammasome-mediated caspase-1 activation controls adipocyte differentiation and insulin sensitivity[J]. Cell Metab, 12(6): 593-605.

Tedgui A, Mallat Z, 2001. Anti-inflammatory mechanisms in the vascular wall[J]. Circ Res, 88(9): 877-887.

Tibaut M, Caprnda M, Kubatka P, et al, 2019. Markers of atherosclerosis: part 1 - serological markers[J]. Heart Lung Circ, 28(5): 667-677.

Vandanmagsar B, Youm Y H, Ravussin A, et al, 2011. The NLRP3 inflammasome instigates obesity-induced inflammation and insulin resistance[J]. Nat Med, 17(2): 179-188.

Ventura H O, Elagizi A, Lavie C J, 2023.Optimal prevention of cardiovascular diseases: The earlier the better[J]. J Am Coll Cardiol, 81(12): 1162-1164.

Verma S, Gupta M, Ridker P M, 2012. Therapeutic targeting of inflammation in atherosclerosis: we are getting closer[J]. Can J Cardiol, 28(6): 619-622.

Virdis A, Neves M F, Duranti E, et al, 2013.Microvascular endothelial dysfunction in obesity and hypertension[J]. Curr Pharm Des, 19(13): 2382-2389.

Wen H, Gris D, Lei Y, et al, 2011. Fatty acid-induced NLRP3-ASC inflammasome activation interferes with insulin signaling[J]. Nat Immunol, 12(5): 408-415.

Xie X, Ma Y T, Yang Y N, et al, 2012. Alcohol consumption and carotid atherosclerosis in China: the cardiovascular risk survey[J]. Eur J Prev Cardiol, 19(3): 314-321.

Xu S, Bai P, Little P J, et al, 2014. Poly(ADP-ribose) polymerase 1 (PARP1) in atherosclerosis: from molecular mechanisms to therapeutic implications[J]. Med Res Rev, 34(3): 644-675.

Yang S R, Wright J, Bauter M, et al, 2007. Sirtuin regulates cigarette smoke-induced proinflammatory mediator release via RelA/p65 NF-kappaB in macrophages in vitro and in rat lungs in vivo: implications for chronic inflammation and aging[J].Am J Physiol Lung Cell Mol Physiol, 292(2): L567-L576.

Yang X, Li Y, Li Y, et al, 2017. Oxidative stress-mediated atherosclerosis: mechanisms and therapies[J]. Front Physiol, 8: 600.

Yao B C, Meng L B, Hao M L, et al, 2019. Chronic stress: a critical risk factor for atherosclerosis[J]. J Int Med Res, 47(4): 1429-1440.

Yudkin J S, Kumari M, Humphries S E, et al, 2000. Inflammation, obesity, stress and coronary heart disease: is interleukin-6 the link?[J]. Atherosclerosis, 148(2): 209-214.

Zang L Y, Stone K, Pryor W A, 1995. Detection of free radicals in aqueous extracts of cigarette tar by electron spin resonance[J]. Free Radic Biol Med, 19(2): 161-167.

Zhang Q, Tang X, Zhang Z F, et al, 2007. Nicotine induces hypoxia-inducible factor-1alpha expression in human lung cancer cells via nicotinic acetylcholine receptor-mediated signaling pathways[J].Clin Cancer Re, 13(16): 4686-4694.

Zyriax B C, Lau K, Klähn T, et al, 2010. Association between alcohol consumption and carotid intima-media thickness in a healthy population: data of the STRATEGY study (Stress, Atherosclerosis and ECG Study)[J]. Eur J Clin Nutr, 64(10): 1199-1206.

第 7 章

高血压病与早期动脉粥样硬化

我国高血压患病率在流行分布上存在地区、城乡和民族差别，且随着年龄的增长而升高。具体表现为北方高于南方，华北和东北属于高发区；沿海高于内陆；城市高于农村；高原少数民族患病率较高。男性、女性高血压患病率差别不大，青年男性略高于女性，中年以后女性稍高于男性。高钠、低钾膳食是我国高血压患者发病的主要危险因素之一，超重和肥胖将成为我国高血压患病率增长的又一重要危险因素，在高血压与心血管疾病风险方面，我国人群监测数据显示，心脑血管疾病死亡占总死亡人数的 40% 以上，其中高血压是首位危险因素。心脏和血管是高血压作用的主要靶器官，在疾病早期可无明显病理改变。长期高血压引起的心脏改变主要是左心室肥厚和扩大，而全身小动脉病变则主要表现为壁 / 腔比值增加和管腔内径缩小，导致重要靶器官如心、脑、肾组织缺血。长期高血压及伴随的危险因素可促进动脉粥样硬化的形成和发展。

一、左心室心肌肥厚型高血压病

长期左心室压力负荷增高可以增加左心室壁张力，儿茶酚胺与血管紧张素Ⅱ等生长因子都可刺激心肌细胞肥大和间质纤维化，引起左心室肥厚和扩张。左心室肥厚可使冠状动脉血流储备下降，特别是在耗氧量增加时，会导致心内膜下心肌缺血。左心室肥厚还会导致左心室僵硬度增加伴舒张功能不全，表现为左心室充盈压增加，导致肺水肿。左心室肥厚程度与充血性心力衰竭、心绞痛、心肌梗死及心源性猝死的发生有关，左心室重量是心力衰竭发生的一个独立预测因子。

（一）发病机制

高血压患者出现心肌肥厚是机体对血液压力负荷长期增加的一种反应性变化。压力负荷引起细胞变形，作用于心肌细胞牵张受体，致使细胞内信号分子发生变化。儿茶酚胺与血管紧张素Ⅱ等生长因子都可刺激心肌细胞肥大和间质纤维化，引起左心室肥厚和扩张。心脏容量负荷增加使室壁与肌节应力增高，心肌细胞内串联肌节增多，肌细胞变长，舒张期肌纤维长度增加使收缩力增加，导致心肌肥厚。

血流动力学并非左心室肥厚的唯一致病机制，还包括神经内分泌因素，如交感神经 - 肾上腺素能系统、肾素 - 血管紧张素 - 醛固酮系统、细胞因子、生长因子、炎症细胞因子、细胞内钙超载、氧化应激与系统炎症等。血压仍是导致左心室肥厚的最直接因素，其形成机制十分复杂，涉及遗传、环境和细胞内外各种刺激因子。血流动力学改变在左心室肥厚的发生、发展过程中起重要作用，控制血压可减轻乃至逆转左心室肥厚。

（二）左心室心肌肥厚型高血压的心脏损害

心肌肥厚型高血压患者多数为向心性肥厚，一些可使循环容量增加的因素能够引起左心室腔增大肥厚，常导致左心室僵硬度增加伴舒张功能不全，表现为左心室充盈压力增加，可引起肺水肿。同时，左心室肥厚也是心源性死亡的重要预测因素，其肥厚程度与充血性心力衰竭、心绞痛、心律失常、心肌梗死及心源性猝死的发生有关。在疾病早期通常没有左心室肥厚，随着时间推移才会出现。在左心室收缩功能障碍之前，左心室充盈压升高，出现心力衰竭的症状和（或）体征。因此，血压仍是导致左心室肥厚的直接因素，可由血压水平评估发生心脏损害的危害性，通过严格控制血压防止或逆转左心室肥厚。

二、左心室收缩功能亢进型高血压病

（一）发病机制

异常的神经因素或儿茶酚胺刺激心脏，可导致高心输出量型高血压。各种原因使大脑皮质下神经中枢功能发生变化，各种神经递质浓度与活性异常，包括去甲肾上腺素、肾上腺素、多巴胺、神经肽 Y、5- 羟色胺、血管升压素、脑啡肽、脑钠肽和中枢肾素 - 血管紧张素系统，最终使交感神经系统活性亢进。交感神经兴奋性增高作用于心脏，导致心率增快，心肌收缩力加强和心输出量增加；作用于血管 α 受体，可使小动脉收缩，外周血管阻力增加和血压升高。肾交感神经活性增加，可增加近端肾小管 α_1 受体介导的钠水重吸收，使肾血管收缩，导致肾血流量减少，可激活 β_1 受体，使肾素释放，致血管紧张素Ⅱ（AⅡ）生成，AⅡ可使血管收缩、去甲肾上腺素释放增多和钠盐重吸收增强，还可作用于延髓头端腹外侧核，引起肾交感神经的激活，产生正反馈作用。这些因素均可增加心输出量及外周阻力，使血压升高。交感神经系统长时间激活，可通过诱导心肌细胞凋亡促进心力衰竭进展，产生心血管效应，如心率加快、心肌收缩力增加、静脉容量减少及外周阻力增加，最终导致心室重构及功能障碍。

（二）干预措施

大多数收缩功能亢进型高血压是由某些确定的因素或病因引起的血压升高，如原发性醛固酮增多症、嗜铬细胞瘤、肾血管性高血压、贫血、甲状腺功能亢进、妊娠高血压等，这些情况通常是可以治愈的，但若放任不治，将发生类似心肌肥厚、心脏功能不全，以及其他脏器、外周血管等改变，即使后期纠正了诱发因素，血压仍将持续增高。

三、动脉粥样硬化型高血压病

动脉粥样硬化是动脉硬化最常见、最重要的类型之一，也是动脉粥样硬化性心血管病的重要病理基础。高血压是引起动脉粥样硬化的主要危险因素之一，与动脉粥样硬化互为因果、相互促进，最终导致靶器官功能障碍。随着社会经济发展，人口老龄化加剧，我国高血压合并动脉粥样硬化所致心血管疾病的发病率逐年上升。

（一）发病机制

高血压与动脉粥样硬化存在许多共同的危险因素和发病机制，且二者相互促进、互为因果，形成恶性循环。在高血压状态下，血液对血管壁的压力增加，使动脉内皮细胞回缩、连续性中断，引起血管内皮机械性损伤和功能异常。高血压患者往往并发脂质代谢紊乱，血浆总胆固醇、甘油三酯水平升高，在内皮损伤处沉积，最终导致动脉粥样硬化。

血压升高时，血管内血流量和血流速率的变化可引起血管内皮细胞剪切力的变化。在早期阶段，这是机体的一种适应性反应，但长期的高血压状态会使血管壁结构发生变化，可引起内皮功能障碍，继而导致血管对脂类物质的通透性增加，炎性因子大量分泌，共同促使动脉粥样硬化的形成。与此同时，血管壁张力增加，会诱导平滑肌细胞增殖，血管重塑，导致管壁增厚，血管的顺应性下降。

大动脉和小动脉的结构和功能变化在高血压发病过程中发挥着重要作用，内皮功能异常是高血压发生的重要机制。随着年龄的增长及多种心血管危险因素的出现，如血脂异常、血糖升高、吸烟、高同型半胱氨酸血症等，会导致血管内皮细胞功能异常、内皮产生的舒张因子（如前列腺素类物质、一氧化氮、缓激肽、心钠素和降钙素基因相关肽等）减少及收缩因子（如内皮素、血管收缩因子、A Ⅱ）增加，造成血压升高。血压升高时，血管对这些物质的反应亦发生改变，血管壁对缩血管物质的反应性增强，对扩血管物质的反应性减弱，是血管持续收缩、张力增加的原因。

（二）综合管理

动脉粥样硬化型高血压的危险人群主要包括老年人，以及有吸烟史、高血脂、肥胖、糖尿病和高血压家族史的患者。针对这类人群，定期进行血压监测，如发现问题需进一步确定高血压的分类和分层，评估靶器官损害情况。对持续高血压但无明显靶器官损伤，或经降压药物治疗后出现低血压症状而袖带血压仍持续较高者，可测量无创中心动脉压或动脉内压力，以排除假性高血压。在控制血压的同时，需要全面管理各种心血管病危险因素，以期最大程度地降低心血管事件和死亡风险。建立良好的生活习惯、有效控制风险因素、合理使用药物，能够延缓或阻止动脉粥样硬化的发生发展，是预防动脉粥样硬化型高血压的重要措施。

（三）治疗

1. *抗血小板治疗* 大量临床研究支持阿司匹林在动脉粥样硬化性疾病二级预防中的作用。氯吡格雷等 P2Y12 受体拮抗剂可与阿司匹林联合应用，也可用于存在阿司匹林禁忌证或不耐受者。西洛他唑可明显改善外周动脉硬化患者间歇性跛行症状，并增加步行距离。

2. *调脂治疗* 动脉粥样硬化型高血压患者是心血管疾病事件风险的极高危人群。调脂治疗的首要干预靶点为 LDL-C 目标值＜ 1.8mmol/L（70mg/dl）；次要干预靶点为 non-HDL-C 目标值＜ 2.6mmol/L（100mg/dl）。药物治疗首选他汀类，建议根据患者基线血脂水平，选择中等强度他汀类药物用于起始治疗。

3. *血糖管理* 糖化血红蛋白（HbA1c）是评估长期血糖控制状况的金标准。对于大部分动脉粥样硬化型高血压患者，HbA1c 应＜ 7.0%；对于高龄、糖尿病病程长、易患低血糖者，HbA1c ＜ 8.0%；对于慢性疾病终末期患者（如心力衰竭、终末期肾病等），HbA1c 控制目标可放宽至＜ 8.5%。开始治疗阶段建议每 3 个月检查一次 HbA1c，达标后可每 6 个月检查一次 HbA1c。

4. *降压管理* ①动脉粥样硬化型高血压合并冠心病降压目标：年龄＜ 80 岁的患者，

降压治疗目标为< 140/90mmHg，如耐受良好或存在心肌梗死病史者，可进一步降至< 130/80mmHg，但不宜< 120/70mmHg；年龄≥ 80 岁的患者，目标血压为< 150/90mmHg，如耐受良好，可进一步降至 140/90mmHg；对于脉压较大（≥ 60mmHg）者，强调收缩压达标，降低收缩压时需防止舒张压过低导致的心肌缺血，舒张压< 60mmHg 时，需在密切监测下使收缩压逐步达标。②动脉粥样硬化型高血压合并脑卒中降压目标：对于缺血性脑卒中且血压< 200/110mmHg 的患者，如不计划行血管再通治疗，不推荐早期过度积极降压治疗，建议在病情稳定后再启动降压治疗，如拟行血管再通治疗，建议应用静脉降压药物将血压控制至< 180/110mmHg；对于自发性脑出血急性期患者，若收缩压> 220mmHg，建议积极应用静脉降压药物控制至< 160mmHg；对于蛛网膜下腔出血患者，降压治疗同时需注意保持脑灌注；对于脑卒中患者的二级预防，建议长期控制血压以降低脑卒中复发风险。③动脉粥样硬化型高血压合并急性主动脉综合征降压目标：控制血压和心率能够有效减轻主动脉壁压力，降低循环阻力，是急性主动脉综合征患者的首要治疗措施。急性期收缩压应降至 100 ～ 120mmHg，并要求心率控制在< 60 次 / 分。④动脉粥样硬化型高血压合并外周动脉疾病降压目标：对于不伴有糖尿病的外周动脉疾病患者，降压治疗目标血压< 140/90mmHg；对于伴有糖尿病的外周动脉疾病患者，舒张压需降至≤ 85mmHg，但不宜< 70mmHg。需避免下肢动脉疾病患者收缩压降至< 110 ～ 120mmHg。当高血压伴一侧颈动脉狭窄≥ 70% 时，收缩压应控制在 130 ～ 150mmHg；当高血压伴双侧颈动脉狭窄≥ 70% 时，收缩压应控制在 150 ～ 170mmHg。

四、要　点

1. *高血压患者心脏及心血管系统靶器官亚临床损伤*　①心脏：心电图证据：Sokolow-Lyon 指数> 3.5mV，RaVL > 1.1mV，Connell 乘积> 244mV/ms；左心室向心性肥厚：相应室壁厚度≥ 0.43+ 左心室质量；左心室离心性肥厚：相应室壁厚度< 0.43+ 左心室质量。②血管：颈动脉壁增厚（内膜中层厚度> 0.9mm）或斑块形成（内膜中层厚度≥ 1.5mm 或病灶厚度增加 50%），颈动脉 - 股动脉脉搏波传导速度> 10m/s，踝臂指数< 0.9。③肾脏：肾小球滤过率 30 ～ 60ml/（min•1.73m^2），微量白蛋白 30 ～ 300mg/24h，白蛋白 - 肌酐比值 30 ～ 300mg/g（3.4 ～ 34mg/mmol），晨尿最佳。④大脑：脑微血管疾病、腔隙性脑梗死或心脏 MRI 成像显示脑白质高信号。⑤眼睛：高血压性视网膜病变（Ⅰ级和Ⅱ级）。

2. *高血压患者的超声心动图检查*　超声心动图是评估心脏结构和功能的首要无创方法，可排除心脏瓣膜病、结构异常、节段性异常等病因。其主要提供房室的内径容积、心室的收缩舒张功能、室壁的厚度、二尖瓣环舒张早期的峰值速度（e′）、二尖瓣前向血流与瓣环的比值（E/e′）、二尖瓣侧壁瓣环位移、三尖瓣反流峰值速度、三尖瓣侧壁瓣环位移、肺动脉压、左心室纵向应变、左心房容积指数、肺静脉血流频谱改变等参数，以此综合评估高血压引起的心脏功能改变。同时，可结合运动和药物负荷超声心动图进行辅助检查。

3. *高血压患者降压药物原则*　①小剂量：初始治疗通常采用较小的有效治疗剂量，根据需要逐步增加剂量。②优先选择长效制剂：尽可能使用每天给药 1 次而有持续 24 小时降压作用的长效药物，从而有效控制夜间血压和晨峰血压，有效预防心脑血管并发症。③联合用药：可增加降压效果，且不会增加不良反应，在低剂量单药治疗效果不满意时，可以采用两种或两种以上降压药物联合治疗。④个体化：根据患者具体情况、药物有效性和耐受性，兼顾患者经济条件及个人意愿，选择适合患者的降压药。

4. 多重心血管危险因素协同控制　大部分高血压患者合并其他心血管危险因素，即便经降压治疗后血压控制在正常范围，其他危险因素依然对预后有重要影响。因此，降压治疗时应同时兼顾其他心血管危险因素的控制。降压治疗方案除了必须有效控制血压，还应兼顾对糖代谢、脂代谢、尿酸代谢等多种危险因素的控制。

5. 高血压患者生活方式干预　①戒烟：询问所有成年人吸烟情况，建议停止吸烟并限酒。②减轻体重：减少脂肪摄入，少吃或不吃肥肉和动脉内脏，建议或推荐肥胖成年人接受强化认知和行为干预，减轻体重，将体重指数尽可能控制在＜24kg/m^2。体重降低对改善胰岛素抵抗、糖尿病、高脂血症和左心室肥厚均有益。③减少钠盐摄入：提供行为咨询，引导选择低钠产品，以减少膳食钠的摄入。④增加体育活动：采用中等至高强度行为干预措施，运动有利于减轻体重和改善胰岛素抵抗，提高心血管调节适应能力，稳定血压水平，还有利于减轻精神压力，保持心态平衡。

6. 高血压患者远程医疗策略　①自动采集和传输患者自行测量的血压数据。②自我管理支持：包括由医疗专业人员提供的教育、反馈和提醒。③评估药物剂量或随访监测相关参数，以及药物治疗的依从性。④处方补充提醒。⑤生活方式的自我监控。⑥通过网络或面对面的方式，咨询疾病变化、护理或健康管理。⑦目前常用的远程技术有：有线或无线电话手机、基于互联网的电脑或手持设备、电子邮件传输、社交网络、社交媒体或应用程序、无线血压测量装置、电子药片分配器或计数器。

（李文华）

参考文献

射血分数保留的心力衰竭伴高血压患者管理中国专家共识编写委员会, 2021. 射血分数保留的心力衰竭伴高血压患者管理中国专家共识 [J]. 中华高血压杂志, 29(7): 612-617.

施仲伟, 2021. 中国高血压患者心率管理多学科专家共识 (2021 年版)[J]. 中国全科医学, 24(20): 2501-2507, 2519.

王吉耀, 2015. 内科学 [M].3 版 . 北京 : 人民卫生出版社 .

赵连友, 孙英贤, 李玉明, 等, 2020. 高血压合并动脉粥样硬化防治中国专家共识 [J]. 中华高血压杂志, 28(2): 116-123.

Bakris G, Ali W, Parati G, 2019. ACC/AHA versus ESC/ESH on hypertension guidelines: JACC guideline comparison[J]. J Am Coll Cardiol, 73(23): 3018-3026.

Perrone-Filardi P, Coca A, Galderisi M, et al, 2017. Noninvasive cardiovascular imaging for evaluating subclinical target organ damage in hypertensive patients: a consensus article from the European Association of Cardiovascular Imaging, the European Society of Cardiology Council on Hypertension and the European Society of Hypertension[J]. J Hypertens, 35(9): 1727-1741.

Whelton P K, Carey R M, Aronow W S, et al, 2018. 2017 ACC/AHA/AAPA/ABC/ACPM/AGS/APhA/ASH/ASPC/NMA/PCNA guideline for the prevention, detection, evaluation, and management of high blood pressure in adults: executive summary: a report of the American College of Cardiology/American Heart Association task force on clinical practice guidelines[J]. Hypertension, 71(6): 1269-1324.

第 8 章

高脂血症与早期动脉粥样硬化

高脂血症（hyperlipidemia，HLP）是由血脂水平异常所引起的疾病，亦称脂代谢异常，与动脉粥样硬化（atherosclerosis，AS）密切相关，后者是多种缺血性和出血性心脑血管疾病发生的共同病理基础，导致心脑血管疾病的发病率和病死率明显升高。近 30 年来，中国人群血脂异常的患病率逐渐升高，卫生部 2002 年调查数据显示，中国成人血脂异常总患病率为 18.6%，其中高胆固醇血症、高甘油三酯血症、低高密度脂蛋白胆固醇血症的患病率依次为 2.9%、11.9%、7.4%。2012 年全国调查数据显示，中国成人血脂异常总体患病率已高达 40.40%，高胆固醇血症、高甘油三酯血症、低高密度脂蛋白胆固醇血症的患病率依次上升为 4.9%、13.1%、33.9%，预计在 2010 ～ 2030 年，心血管疾病事件将增加 920 万，严重危害我国人民的身体健康。

一、高胆固醇血症

高胆固醇血症是 AS 的主要危险因素，胆固醇在 AS 的形成中起重要作用。已知血清总胆固醇（total cholesterol，TC）及其脂蛋白载体如低密度脂蛋白（low density lipoprotein，LDL）、高密度脂蛋白（high density lipoprotein，HDL）、极低密度脂蛋白（very low density lipoprotein，VLDL）等与 AS 有关。低密度脂蛋白胆固醇（low density lipoprotein cholesterol，LDL-C）是最主要的致动脉粥样硬化胆固醇。LDL-C 和极低密度脂蛋白胆固醇（very low density lipoprotein cholesterol，VLDL-C）的结合被称为非高密度脂蛋白胆固醇（non high density lipoprotein cholesterol，non-HDL-C），并且比单独的脂蛋白更容易导致 AS。高密度脂蛋白胆固醇（high density lipoprotein cholesterol，HDL-C）似乎不具备致 AS 的作用。以 LDL-C 或 TC 升高为特点的血脂异常是动脉粥样硬化性心血管疾病（atherosclerotic cardiovascular disease，ASCVD）的重要危险因素。

现有研究显示，LDL-C 增高是 AS 发生、发展的主要危险因素，且 LDL-C 水平与 AS 的发生呈正相关，LDL-C 水平越高，未来发生心血管疾病事件的风险就越高。LDL 通过血管内皮进入血管壁内，在内皮下滞留的 LDL 被修饰成氧化低密度脂蛋白（ox-LDL），巨噬细胞吞噬 ox-LDL 后形成泡沫细胞，后者不断地增多、融合，构成了动脉粥样硬化斑块的脂质核心。动脉粥样硬化病理虽表现为慢性炎症性反应特征，但 LDL 很可能是这种慢性炎症始动和维持的基本要素。而 HDL-C 能将外周组织如血管壁内胆固醇转运至肝脏进行分解代谢，即胆固醇逆转运，可减少胆固醇在血管壁的沉积，起到抗动脉粥样硬化作用。甘油三酯血症患者往往伴有低 HDL-C。大量的流行病学资料表明，血清 HDL-C 水平与 ASCVD 发病危险呈负相关。

影响胆固醇水平的主要因素有：①年龄与性别；②饮食习惯；③遗传因素。随着我国社会的发展与进步，人们饮食和生活习惯的改变，我国居民人群血清胆固醇平均水平日益升高。国内相关统计数据显示，2002 年高胆固醇血症（TC ≥ 5.72mmol/L）患病率为 2.9%，而 2012 年高胆固醇血症的患病率则升至 4.9%，伴成人血清总胆固醇（TC）平均水平显著升高，约为 4.50mmol/L，较 2002 年呈大幅度上升。国外研究结果显示，1980 ～ 2018 年近 40 年间，中国成为非高密度脂蛋白胆固醇（non-HDL-C）水平增长最快的国家，主要原因为进食大量含饱和反式脂肪酸的加工食品和久坐不动的生活方式。对此，研究人员表示，non-HDL-C 水平主要受饮食和生活习惯的影响，尤其是加工食品中含有的大量饱和反式脂肪酸，会快速增加人体血液中 non-HDL-C 水平。

TC 升高，尤其是 LDL-C 升高，是导致 ASCVD 发生、发展的关键因素。降低 LDL-C 水平，可稳定、延缓或消退动脉粥样硬化病变，并能显著减少 ASCVD 的发生率、致残率和病死率。因此，LDL-C 为首要的干预靶点，应强调他汀类药物的作用。他汀类药物具有较强的降 TC、LDL-C 作用，同时具有抗炎、稳定动脉粥样硬化斑块、抑制血栓形成及保护脑神经细胞等作用，以上多途径对抗动脉粥样硬化，可起到稳定斑块甚至逆转斑块的作用，从而延缓动脉粥样硬化的进程。

二、高甘油三酯血症

高甘油三酯血症（hypertriglyceridemia，HTG）是 ASCVD 的推定危险因素。尽管已有很多的人群研究和遗传学研究证据，但仍存在争议。大量临床研究证实，应用他汀类药物降低胆固醇水平可以降低 ASCVD 的发生率与致残率，但其治疗后仍面临很高的心血管疾病剩余风险，后者与诸多因素相关。HTG 作为我国较常见的血脂异常，与心血管疾病剩余风险的相关性值得关注。

HTG 是目前临床上较常见的一种血脂异常的表现形式。2010 年我国流行病学调查显示，在被调查的 97 409 例成人中，HTG 的患病率为 11.3%，2016 年中国血脂异常调查研究（DYSIS-China）公布的结果显示，中国成人 HTG 患病率为 12.17%。经他汀类药物治疗后，仍有大量的患者 TG 未达标，治疗尚不充分，需要关注。2014 年中国血脂异常调查研究（DYSIS-China）显示，服用他汀类药物至少 3 个月的患者中，仍有高达 47.6% 的患者伴 HTG 和（或）低 HDL 血症；在极高危患者人群中，其比例高达 74.2%。

血浆 TG 主要存在于富含 TG 的脂蛋白中，包括乳糜微粒（chylomicron，CM）、VLDL 及其残粒（颗粒更小的 VLDL）。一方面，血浆 TG 轻至中度升高常反映 CM、VLDL 及其残粒增多，这些残粒脂蛋白由于颗粒变小，可能具有直接致动脉粥样硬化的作用。另一方面，TG 升高可能通过影响 LDL 或 HDL 而具有致动脉粥样硬化作用。当 TG 升高时，胆固醇酯转移蛋白活性增加，可以促进 TG 从富含 TG 的脂蛋白（乳糜微粒和乳糜微粒残余）向低含量 TG 脂蛋白（主要是 LDL 和 HDL）转化，导致 TG 在 LDL 及 HDL 中表达增加；而 LDL 和 HDL 中的 TG 会被肝脂酶和脂蛋白脂酶进一步水解，形成小而致密的 HDL 和 LDL 颗粒，前者因为体积小，容易从肾脏排出，造成 HDL-C 的下降，后者不易被肝脏代谢，容易在血管壁上沉积，从而促进 AS 的发生。

2016 年修订版《中国成人血脂异常防治指南》和 2017 年《高甘油三酯血症及其心血管风险管理专家共识》中对 HTG 的定义均为：TG 水平以空腹（禁食 12 小时以上）＜ 1.7mmol/L 为合适水平，TG ≥ 1.7mmol/L 而＜ 2.3mmol/L 为边缘升高，TG ≥ 2.3mmol/L 为升高。当 TG ＞ 2.3mmol/L 时，患者 ASCVD 风险增加；当 TG ＞ 5.6mmol/L 时，除 ASCVD 风险增加外，急性胰腺炎风险也明显增加。《2021 欧洲动脉粥样硬化学会（EAS）共识》首次更新了正常 TG 水平和不同程度的高 TG 水平的明确定义。相对于通常推荐的正常 TG 水平限值 1.71mmol/L，此次 EAS 共识建议 TG 最佳水平下调到 1.2mmol/L；当空腹 TG 水平＞ 1.2mmol/L 时，TRL（富含甘油三酯的脂蛋白）和 TRL 残余物开始在血浆中累积；当空腹 TG 水平＞ 1.7mmol/L 时，ASCVD 风险增加具有临床意义；当 TG 水平＞ 10mmol/L 时，提示急性胰腺炎高风险，当 TG 水平＞ 20mmol/L 时，风险显著增加。

一项国外的纵向、前瞻性队列研究，对明显健康个体的血清 TG 水平与早期 AS 和血管炎症之间的相关性进行了评估，结果显示，在低至中度心血管风险的个体中，HTG 与亚临床动脉粥样硬化和血管炎症明显相关。

HTG 的病因包括遗传因素、饮食相关因素、疾病或代谢异常、妊娠及药物因素。HTG 最常见的遗传性诱发因素是多因素乳糜微粒血症综合征，可使甘油三酯水平升高到足以引起乳糜微粒过多的典型临床特征，包括视网膜脂血症、发疹性黄色瘤、腹痛和高脂血症胰腺炎。HTG 常见的继发性病因包括糖尿病、慢性肾脏病、代谢综合征 / 肥胖、妊娠、慢性炎症性疾病、酒精和高饱和脂肪饮食等。药物因素包括 β 受体阻滞剂、利尿剂、胆酸树脂、类固醇、雌激素、HIV 蛋白酶抑制剂、他莫昔芬、环磷酰胺和免疫抑制剂（具体见表 8-1）。

表 8-1　导致高甘油三酯血症的病因及相关因素

病因分类	疾病和相关因素
遗传综合征	家族性高甘油三酯血症、家族性混合型高脂血症、家族性异常 β 脂蛋白血症、家族性乳糜微粒综合征
继发疾病	糖尿病控制不佳、慢性肾脏病、肾病综合征、家族性部分性脂肪营养不良、未控制的甲减、库欣综合征、糖原贮积病、急性肝炎、类风湿关节炎、银屑病、系统性红斑狼疮、多发性骨髓瘤、脓毒症
代谢紊乱	超重和肥胖、代谢综合征 / 胰岛素抵抗、减重后体重增加、妊娠（尤其是妊娠晚期）
饮食 / 生活方式	酗酒史 高饱和脂肪摄入 糖或高升糖指数食物的饮食 久坐不动的生活方式 含脂质乳剂的全胃肠外营养

续表

病因分类	疾病和相关因素
药物	麻醉：丙泊酚 心血管：β 肾上腺素阻断剂、噻嗪类利尿剂、胆酸螯合剂（消胆胺、考来替泊、考来维仑） 内分泌：糖皮质激素、合成代谢类固醇、口服雌激素 皮肤：异维 A 酸 传染病：他莫昔芬、环磷酰胺等 肿瘤：他莫昔芬、环磷酰胺等 精神：非典型抗精神病药，如米氮平、氯氮平等 免疫抑制剂：环孢素、干扰素等

HTG 的原因往往是多因素的，应针对生活方式进行个体化治疗。指南建议，对于≥20 岁的中度 HTG 的成年人，临床医师应首先干预生活方式，包括超重 / 肥胖、饮食质量差、久坐不动、饮酒等方面。根据 2013 年 AHA/ACC/TOS 成人超重和肥胖管理指南建议，持续减重 3% ～ 5% 会带来健康益处。对于甘油三酯升高的患者，减肥被认为是降低 TG 最有效的干预方式。研究显示，与低脂肪、高碳水化合物的饮食相比，高脂肪、低碳水化合物的饮食与甘油三酯的减少有关。所有限制碳水化合物的饮食都会导致体重显著减轻，极低碳水化合物的饮食降低甘油三酯的幅度最大。也有证据表明，高蛋白饮食与体重减轻和甘油三酯的减少有关。此外，间歇性禁食时甘油三酯降低与体重减轻成正比。

在患者使用降脂药物之前和期间，生活方式的干预，包括坚持心脏健康的饮食、定期体育锻炼、避免烟草制品、限制饮酒和保持健康体重，仍然是降低 ASCVD 风险的重要组成部分。

三、混合型高脂血症

混合型高脂血症是高脂血症的一种常见临床类型，是指同时存在高总胆固醇和高甘油三酯的血脂异常 [《中国成人血脂异常防治指南（2016 年修订版）》]。其通常表现为总胆固醇和甘油三酯水平的升高，以及低密度脂蛋白胆固醇（LDL-C）或非高密度脂蛋白胆固醇（non-HDL-C）的增加。混合型高脂血症的致 ASCVD 的“叠加”作用，使得其比单纯的高胆固醇血症更危险，且更难治疗。

混合型高脂血症按病因可分为原发性和继发性两种类型：①原发性混合型高脂血症：是由遗传和遗传外因素导致的血脂异常，通常与家族遗传有关。这种类型的高脂血症可能是由基因突变或遗传因素引起的，患者在没有明显诱因的情况下就会出现血脂异常。目前的研究多从基因缺陷及代谢异常方面开展。②继发性混合型高脂血症是由其他疾病、不健康饮食 / 生活方式或药物引起的血脂异常。一些可能引起混合型血脂异常的疾病包括肥胖、糖尿病、肾病综合征、甲状腺功能减退症、肾衰竭、肝脏疾病、系统性红斑狼疮、多发性骨髓瘤等。此外，某些药物如糖皮质激素、噻嗪类利尿剂、β 受体阻滞剂等的使用，也会导致患者出现高胆固醇血症和（或）高甘油三酯血症。

无论是原发性还是继发性混合型高脂血症，都需要综合治疗，包括药物治疗、生活方式改变、饮食控制和运动等。以下是一些常见的治疗方法：①药物治疗。常用的药物包括他汀类药物（如阿托伐他汀、辛伐他汀等），用于降低胆固醇水平，以及贝特类药物（如非诺贝特）用于降低甘油三酯水平。国内外指南及共识推荐，在混合型高脂血症患者中联合应用他汀类药物与贝特类药物，研究显示两者联用能有效降低 LDL-C 和 TG 水平，并升高 HDL-C 水平。此外，也可以考虑使用胆酸螯合剂（如胆酸树脂）来帮助清除体内多余的胆固醇。②饮食控制。建议采用低胆固醇、低脂肪、低糖和高纤维的饮食模式，减少饱和脂肪和反式脂肪酸的摄入，增加不饱和脂肪酸的摄入，如鱼油、橄榄油等。③运动。适量的有氧运动，如快走、游泳、骑自行车等，有助于降低甘油三酯水平，提高 HDL 水平，改善血脂代谢。④戒烟和限制饮酒。戒烟和限制饮酒可以帮助改善血脂水平，减少心血管疾病风险。⑤控制体重。对于肥胖患者，适当减轻体重可以显著改善血脂水平。⑥管理相关疾病。对于伴有糖尿病、高血压等疾病的患者，需要积极管理这些疾病，以减少对血脂代谢的不良影响。最终的治疗方案应根据个体情况而定，患者应该在医师的指导下进行治疗，并定期复查以监测治疗效果。

四、高脂蛋白（a）血症

脂蛋白（a）[lipoprotein（a），Lp（a）] 升高是动脉粥样硬化性心血管疾病（ASCVD，包括冠心病、缺血性脑卒中、外围血管疾病及钙化性主动脉瓣狭窄等疾病）的独立危险因素。研究证实，即使有效降低 LDL-C 水平，Lp（a）升高仍会增加未来患 ASCVD 的风险。近年来，基于 Lp（a）的病理生理学、流行病学、孟德尔随机化、全基因组分析、随机对照临床研究的事后分析、特殊人群如家族性高胆固醇血症和 meta 分析等多维度的研究结果，趋同性地发现 Lp（a）极可能是独立于 LDL-C 以外的 ASCVD 的致病性危险因素，成为近年来备受关注的血脂干预潜在新靶点之一。

Lp（a）由低密度脂蛋白样颗粒和载脂蛋白 a[Apo（a）] 组成，两者以二硫键共价结合。与呈正态分布的 LDL-C 水平不同，Lp（a）水平在人群中呈偏态分布，约 70% 的个体 Lp（a）水平＜ 30mg/dl，Lp（a）的分布还有地域性和种族性差异，中国人群的 Lp（a）水平总体较其他国家与地区低。目前认为，Lp（a）水平主要受基因控制，遗传可能性达 85%，部分非遗传因素也会影响其水平，如在多数慢性肾脏病、显性甲状腺功能减退患者中升高，而在多数肝病患者、绝经后妇女激素替代治疗后中降低。

目前，Lp（a）参与 AS 形成的机制尚未完全阐明，可能的机制有：①脂蛋白直接沉积在动脉壁；② Lp（a）容易发生氧化，氧化的 Lp（a）更容易被巨噬细胞通过清道夫受体摄取，巨噬细胞转变为泡沫细胞；③血浆 Lp（a）水平增加会诱发血管内皮功能障碍等。

关于 Lp (a) 致心血管疾病风险增高的切点值，不同国家指南和共识中的推荐并不一致，较多使用的是 50mg/dl。根据中国人群的现有研究数据，我国专家倾向建议，在排除其他可能引起 Lp（a）升高的情况下，以 30mg/dl 作为 Lp（a）致心血管疾病风险增高的切点值。高脂蛋白（a）血症是一种遗传性疾病，迄今尚缺乏有效的治疗方法，也无可专用于降低 Lp（a）的药物获得批准。Lp（a）升高的患者管理的核心原则是降低总体 ASCVD 风险，包括控制伴随的各种有临床意义的血脂异常。

现有研究显示，Lp（a）升高最主要的原因和遗传基因有关。Lp（a）水平的高低有地域性和种族性差异，但是同一个人的 Lp（a）水平是相对稳定的。因此，专家建议一个成年人一生中至少要查一次 Lp（a），以了解自身这个心血管危险因素的情况，如果有遗传家族史，更要注意筛查。需要筛查的人群有：①属于动脉粥样硬化性心血管病极高危的人群，即已经患有冠心病、脑血管病和外周动脉疾病的患者；②有早发心血管病家族史的人，即男性在 55 岁之前、女性在 65 岁之前患心血管病；③直系亲属中 Lp（a）水平升高，>90mg/dl（200nmol/L）；④有家族性高胆固醇血症或其他遗传性血脂异常；⑤有钙化性主动脉瓣狭窄的患者。也有研究发现了一些遗传以外影响脂蛋白（a）的因素，比如慢性肾脏病、肾功能减退的患者，显性甲状腺功能减退的患者，Lp（a）会升高。而大多数肝病患者 Lp（a）水平会降低，女性绝经期后采用激素替代治疗，Lp（a）水平也可以明显降低，这些方面仍在进一步研究中。

2021 年亚太心脏病学会（APSC）推荐：在 Lp（a）水平升高、风险增加的患者中，可考虑开始或强化他汀类药物治疗。目前对 Lp（a）升高者的管理策略包括级联筛查和积极预防控制可改变的危险因素，强调将更积极地降低 LDL-C 作为初始治疗。PCSK9 抑制剂可以降低 Lp（a）水平达 30%，但其获益主要来自 LDL-C 的降低。一些大型试验正在评估通过新型药物降低 Lp（a）水平能否降低主要心血管事件的风险。

五、高脂血症患者的早期动脉粥样硬化检测内容

高脂血症与动脉粥样硬化性心血管疾病密切相关，其核心机制为促进 AS 的发生与发展，因此对高脂血症患者进行早期动脉粥样硬化检测，对于预防心血管疾病非常重要。具体检测内容如下：①超声心动图检查。评估动脉的内径、管壁弹性、内膜中层厚度和动脉粥样硬化斑块。②血压检测。通过测量踝部胫后动脉或胫前动脉以及肱动脉的血压差异，计算踝臂指数（ankle-brachial index，ABI），评估动脉弹性，进而评估动脉粥样硬化程度。③血管造影。通过注射造影剂进行影像学检查，通过显示动脉内部结构来评估动脉的狭窄和阻塞情况。④ CT 或 MRI 扫描。通过创建动脉内部影像来评估动脉粥样硬化的影像学方法。⑤血液检查。可以检测血液中的胆固醇、甘油三酯、高密度脂蛋白等水平，计算动脉硬化指数（arterial stiffness index，ASI），以综合评估动脉粥样硬化的风险。这些检测方法可以帮助医师评估患者的动脉粥样硬化风险，并在必要时采取相应的预防措施。我们倡导民众采取健康的生活方式，并推动临床医师不断更新血脂异常治疗及管理理念，以早期发现 AS，这些措施都是治疗 ASCVD 的关键和保障。

（陈玲玲）

参考文献

国家卫生和计划生育委员会疾病预防控制局，2015. 中国居民营养与慢性病状况报告 [M]. 北京：人民卫生出版社.

李剑虹，王丽敏，李镃冲，等，2012. 2010 年我国成年人血脂异常流行特点 [J]. 中华预防医学杂志，46(5): 414-418.

李立明，饶克勤，孔灵芝，等，2005. 中国居民 2002 年营养与健康状况调查 [J]. 中华流行病学杂志，26(7): 478-484.

任景怡，陈红，罗宇，2005. 联合应用辛伐他汀和非诺贝特治疗混合性高脂血症的疗效及安全性观察 [J]. 中华心血管病杂志，33(2): 122-126.

赵水平，黄贤圣，胡大一，2014. 比较 ACC/AHA 与 ESC/EAS 血脂指南 [J]. 中华心血管病杂志，42(11): 898-899.

中国成人血脂异常防治指南制订联合委员会，2007. 中国成人血脂异常防治指南 [J]. 中华心血管病杂志，35(5): 390-419.

中国胆固醇教育计划委员会，2017. 高甘油三酯血症及其心血管风险管理专家共识 [J]. 中华心血管病杂志，45(2): 108-115.

诸骏仁，高润霖，赵水平，等，2016. 中国成人血脂异常防治指南 (2016 年修订版)[J]. 中国循环杂志，31(10): 937-953.

Anuurad E, Enkhmaa B, Berglund L, 2010. Enigmatic role of lipoprotein(a) in cardiovascular disease[J]. Clin Transl Sci, 3(6): 327-332.

American Diabetes Association, 2019.Cardiovascular disease and risk management: Standards of medical care in diabetes-2019[J]. Diabetes Care, 42(Suppl 1): S103-S123.

Cao Y X, Zhang H W, Jin J L, et al, 2021. Lipoprotein(a) and cardiovascular outcomes in patients with previous myocardial infarction: a prospective cohort study[J]. Thromb Haemost, 121(9): 1161-1168.

Clarke R, Peden J F, Hopewell J C, et al, 2009. Genetic variants associated with Lp(a) lipoprotein level and coronary disease[J]. N Engl J Med, 361(26): 2518-2528.

Cui F M, Fang F, He Y M, et al, 2018. Establishing age and sex dependent upper reference limits for the plasma lipoprotein (a) in a Chinese health check-up population and according to its relative risk of primary myocardial infarction[J]. Clin Chim Acta, 484: 232-236.

Ference B A, Ginsberg H N, Graham I, et al, 2017. Low-density lipoproteins cause atherosclerotic cardiovascular disease. 1. Evidence from genetic, epidemiologic, and clinical studies. A consensus statement from the European Atherosclerosis Society Consensus Panel[J]. Eur Heart J, 38(32): 2459-2472.

Fu H, Zhang D, Zhu R, et al, 2020. Association between lipoprotein(a) concentration and the risk of stroke in the Chinese Han population: a retrospective case-control study[J]. Ann Transl Med, 8(5): 212.

Ginsberg H N, Packard C J, John Chapman M J, et al, 2021. Triglyceride-rich lipoproteins and their remnants: metabolic insights, role in atherosclerotic cardiovascular disease, and emerging therapeutic strategies-a consensus statement from the European Atherosclerosis Society[J]. Eur Heart J, 42(47): 4791-4806.

Gotto A M Jr, Brinton E A, 2004. Assessing low levels of high-density lipoprotein cholesterol as a risk factor in coronary heart disease A working group report and update[J]. J Am Coll Cardiol, 43(5): 717-724.

Jacobson T A, Ito M K, Maki K C, et al, 2015. National lipid association recommendations for patient-centered management of dyslipidemia: part 1--full report[J]. J Clin Lipidol, 9(2): 129-169.

Kamstrup P R, Tybjaerg-Hansen A, Steffensen R, et al, 2009. Genetically elevated lipoprotein(a) and increased risk of myocardial infarction[J]. JAMA, 301(22): 2331-2339.

Koh N, Ference B A, Nicholls S J, et al, 2021. Asian Pacific Society of Cardiology consensus recommendations on dyslipidaemia[J]. Eur Cardiol, 16: e54.

Kral B G, Kalyani R R, Yanek L R, et al, 2016. Relation of plasma lipoprotein(a) to subclinical coronary plaque volumes, three-vessel and left main coronary disease, and severe coronary stenoses in apparently healthy African-Americans with a family history of early-onset coronary artery disease[J]. Am J Cardiol, 118(5): 656-661.

Laschkolnig A, Kollerits B, Lamina C, et al, 2014. Lipoprotein (a) concentrations, apolipoprotein (a) phenotypes, and peripheral arterial disease in three independent cohorts[J]. Cardiovasc Res, 103(1): 28-36.

Liu H H, Cao Y X, Jin J L, et al, 2020. Association of lipoprotein(a) levels with recurrent events in patients with coronary artery disease[J]. Heart, 106(16): 1228-1235.

Liu H H, Cao Y X, Jin J L, et al, 2020. Predicting cardiovascular outcomes by baseline lipoprotein(a) concentrations: a large cohort and long-term follow-up study on real-world patients receiving percutaneous coronary intervention[J]. J Am Heart Assoc, 9(3): e014581.

Moran A, Gu D, Zhao D, et al, 2010. Future cardiovascular disease in China: Markov model and risk factor scenario projections from the coronary heart disease policy model-China[J].Circ Cardiovasc Qual Outcomes, 3(3): 243-252.

NCD Risk Factor Collaboration (NCD-RisC), 2020. Repositioning of the global epicentre of non-optimal cholesterol[J]. Nature, 582(7810): 73-77.

Nenseter M S, Lindvig H W, Ueland T, et al, 2011. Lipoprotein(a) levels in coronary heart disease-susceptible and-resistant patients with familial hypercholesterolemia[J]. Atherosclerosis, 216(2): 426-432.

Nordestgaard B G, Chapman M J, Ray K, et al, 2010. Lipoprotein(a) as a cardiovascular risk factor: current status[J]. Eur Heart J, 31(23): 2844-2853.

Pan L, Yang Z, Wu Y, et al, 2016. The prevalence, awareness, treatment and control of dyslipidemia among adults in China[J]. Atherosclerosis, 248: 2-9.

Pérez de Isla L, Alonso R, Mata N, et al, 2017. Predicting cardiovascular events in familial hypercholesterolemia: the SAFEHEART registry (Spanish familial hypercholesterolemia cohort study)[J]. Circulation, 135(22): 2133-2144.

Raposeiras-Roubin S, Rosselló X, Oliva B, et al, 2021. Triglycerides and residual atherosclerotic risk[J]. J Am Coll Cardiol, 77(24): 3031-3041.

Skålén K, Gustafsson M, Rydberg E K, et al, 2002. Subendothelial retention of atherogenic lipoproteins in early atherosclerosis[J]. Nature, 417(6890): 750-754.

Stone N J, Robinson J G, Lichtenstein A H, et al, 1997. 2013 ACC/AHA guideline on the treatment of blood cholesterol to reduce atherosclerotic cardiovascular risk in adults: a report of the American College of Cardiology/American Heart Association Task Force on Practice Guidelines[J]. Circulation, 129(25 Suppl 2): S1-S45.

Umahara T, Uchihara T, Yamada S, et al, 2011. Differential expression of oxidized/native lipoprotein(a) and plasminogen in human carotid and cerebral artery plaques[J]. Atherosclerosis, 215(2): 392-398.

Ye Z, Ali Z, Klee G G, et al, 2013. Associations of candidate biomarkers of vascular disease with the ankle-brachial index and peripheral arterial disease[J]. Am J Hypertens, 26(4): 495-502.

Zabaneh D, Kumari M, Sandhu M, et al, 2011. Meta analysis of candidate gene variants outside the LPA locus with Lp(a) plasma levels in 14, 500 participants of six White European cohorts[J]. Atherosclerosis, 217(2): 447-451.

Zhang S P, Wang Y J, Mu Y M, et al, 2019. Serum lipoprotein (a) is associated with increased risk of stroke in Chinese adults: a prospective study[J]. Atherosclerosis, 289: 8-13.

Zhang S P, Wang Y J, Mu Y M, et al, 2014. Prevalence of dyslipidaemia in patients treated with lipid-lowering agents in China: results of the DYSlipidemia International Study (DYSIS)[J]. Atherosclerosis, 235(2): 463-469.

第 9 章

糖尿病与早期动脉粥样硬化

糖尿病血管并发症包括大血管病变和微血管病变。糖尿病大血管病变的病理改变为大、中动脉（主动脉、冠状动脉、大脑动脉、肾动脉、外周动脉）粥样硬化和中、小动脉硬化，引起冠心病、缺血性或出血性脑血管病、高血压。外周动脉粥样硬化主要以下肢动脉为主，患者常出现疼痛、感觉异常和间歇性跛行症状，严重者可致坏疽。与非糖尿病患者相比，糖尿病患者动脉粥样硬化性疾病患病率高、发病年龄更早、病情进展更快，多脏器同时受累的情况较多。糖尿病患者心脑血管疾病的患病率为非糖尿病人群的 2 ～ 4 倍，糖尿病足患病率为非糖尿病人群的 15 倍，心肌梗死患病率高 10 倍。糖尿病微血管病变是指微小动脉和微小静脉间管腔直径＜ 100μm 的毛细血管和微血管网的病变。常见于视网膜、肾脏、神经、皮肤、肌肉等组织中，特征性的改变为 PAS 阳性物质沉积于内皮下，引起毛细血管基底膜增厚。糖尿病微血管病变几乎可以损害全身各组织器官，但通常所称微血管病变则特指糖尿病视网膜病、糖尿病肾病及糖尿病神经病变。

多种分子机制，如氧化应激、蛋白激酶 C、蛋白的糖化修饰、肾素 - 血管紧张素系统、血浆舒血管素和缓激肽、内质网应激等均参与糖尿病血管并发症的发病过程。胆固醇，特别是低密度脂蛋白胆固醇（LDL-C）被认为是动脉粥样硬化易感性增加的最重要因素。但是，典型的 2 型糖尿病患者 LDL-C 并不高，而是存在特征性的血脂异常：高甘油三酯、低高密度脂蛋白（HDL）、高浓度的低密度脂蛋白（LDL）。载脂蛋白 B 修饰的 LDL 存留于动脉内膜，募集单核细胞衍生的巨噬细胞，巨噬细胞吞噬脂蛋白并分化为泡沫细胞。泡沫细胞及其他免疫细胞释放的细胞因子及趋化因子募集更多的免疫细胞。糖代谢异常及晚期糖基化终末产物（advanced glycation end product，AGE）形成会产生更多的活性氧（reactive oxygen species，ROS），进一步通过激活 NF-κB 及其他促炎通路放大该过程。以上变化会使内皮功能受损，表达更多的黏附分子。更多的白细胞募集，加之斑块中巨噬细胞增殖，进一步增加了内膜中的白细胞数量。血管平滑肌细胞（vascular smooth muscle cell，VSMC）增殖是粥样斑块细胞外基质及纤维帽的主要来源。在进展期斑块中，巨噬细胞凋亡后形成脂质核，释放基质金属蛋白酶（matrix metalloproteinase，MMP）及其他酶类，使其胶原含量减少，从而降解纤维帽，导致斑块破裂。脂质核及其他细胞外成分暴露于血液循环中，可致血栓形成，脱落后可致心肌梗死和卒中发生。

另外，细胞稳态及血管生理状态改变将影响血管组成细胞的主要功能。血管特殊类型细胞的凋亡（包括视网膜周细胞和肾小球足细胞）及血管壁通透性增加，是糖尿病肾病及视网膜病变的主要特征。动脉粥样硬化斑块坏死主要是巨噬细胞凋亡所致。大多数组织的血管床都受到白细胞黏附性增加的影响，它们均参与相关并发症的发病机制，对动脉粥样硬化的发展至关重要。VSMC 增殖决定了动脉粥样硬化斑块的重构及纤维帽的形成。毛细血管内皮细胞的增殖促进了糖尿病视网膜病变的发展。稳态的改变对动脉粥样硬化斑块相关血栓的形成及视网膜血管显微镜下的出血有重要意义。糖尿病肾病早期血流速度增加，而糖尿病视网膜病变早期由于毛细血管阻塞，血流速度降低，大动脉斑块阻塞也会使血流速度降低。系统性因素如高血糖、胰岛素抵抗（insulin resistance，IR）、脂代谢异常在所有血管组织中均可出现，但是在相同的代谢异常背景下，每种组织又有其特异性。

一、1 型糖尿病

与 2 型糖尿病相比，1 型糖尿病患者通常无较多合并症，因此研究高血糖状态对血管的影响时，干扰因素较少。Sweizer 等测量了 17 例 1 型糖尿病患者主动脉脉搏波传导速度（PWV）和血流动力学，并将其与年龄和性别匹配的患者进行比较。1 型糖尿病患者的中央和外周脉压差升高，尽管有相似的平均血压。此外，虽然两组间 PWV 无明显差异，但主动脉特征阻抗（Zc）在糖尿病组，尤其是蛋白尿患者中明显增加。其他研究表明，1 型糖尿病患者的 PWV 升高，而有些研究认为只在男性患者中有此特点。1 型糖尿病动脉粥样硬化的发病机制复杂，受多种细胞因子的影响。Gordin 等研究了急性高血糖对动脉硬度的影响。在 2 小时高血糖钳夹前后，测量了 22 名 1 型糖尿病男性患者和健康对照组的肱动脉和主动脉 PWV 以及增强指数（AIx）。与健康对照组相比，1 型糖尿病男性患者在基线时具有更高的 AIx。在所有组中，急性高血糖均升高了 AIx，仅在 1 型糖尿病患者中颈动脉 - 桡动脉 PWV 明显增加。应该注意的是，AIx 不是动脉僵硬的直接指标，受波反射、动脉僵硬度和其他因素的影响较大。因此，需要进一步研究以更好地评估高血糖的血流动力学反应，包括波反射的变化、大动脉硬度及肌肉动脉僵硬程度。另有学者通过测量 1 型糖尿病患者踝肱指数研究颈动脉亚临床动脉粥样硬化，发现血管钙化（踝肱指数＞1.4）的该类患者往往已出现亚临床动脉粥样硬化。

二、2 型糖尿病

在糖尿病血管病变的众多异常病理生理过程中，动脉僵硬最为关键。糖尿病或代谢综合征患者，所有年龄阶段均可出现动脉僵硬。胰岛素抵抗也与动脉僵硬度呈较高的正相关，即使在口服葡萄糖耐量测试（OGTT）正常而仅存在胰岛素抵抗的患者中，心血管功能也明显受损。慢性高血糖及高胰岛素血症加强了肾素 - 血管紧张素 - 醛固酮轴反馈，增加了血管组织中血管紧张素Ⅱ型受体的表达，从而导致管壁肥厚和纤维化。在高糖环境中，细胞外基质蛋白，如胶原和弹性纤维，会形成晚期糖基化终末产物（AGE），导致不可逆的交联，影响伤口愈合、引起炎症反应和纤维化，也会改变血管壁的黏弹性，增加其僵硬度。而这种僵硬度又进一步因 LDL 诱导的内皮功能障碍、胰岛素诱导的管壁张力异常及利钠肽生物学功能异常而恶化。相关动物实验表明，2 型糖尿病大鼠在糖尿病前期（空腹血糖正常，胰岛素抵抗期）动脉壁弹性较对照组下降，同时中膜厚度、面积及中膜内胶原含量增加，而 VSMC 并无明显增殖，提示胶原累积可能是糖尿病前期动脉壁弹性降低的一个重要因素。在使用胰岛素增敏剂——曲格列酮后，大鼠胰岛素抵抗及糖耐量异常状况减轻，胶原比重减少，动脉弹性增加。有学者在 2 型糖尿病患者病程早期，就已发现踝臂指数降低及内膜中层增厚。

三、要　点

越来越多的证据表明，动脉僵硬是糖尿病的一个关键发病机制，重要的是，内皮功能障碍在早期胰岛素抵抗和空腹血糖受损时即已出现。动脉僵硬是糖尿病患者病死率的独立预测因子，而且似乎与患者靶器官功能障碍的发生和进展有关。虽然增加的脉压差可以独立识别出有糖尿病风险的受试者，但大动脉僵硬及其伴随的血流动力学变化是否参与了糖尿病的发病机制尚不清楚。此外，目前尚不清楚糖尿病控制的改善是否可以减轻动脉僵硬度。需要进行更多的前瞻性研究，观察大动脉僵硬度在糖尿病发病机制中的作用，并确定治疗动脉僵硬对长期心血管结局的影响。数据显示，在糖尿病早期，通过超声测量发现内膜中层增厚、踝臂指数降低、踝肱指数增加，即可判断存在亚临床动脉硬化。

四、治疗方案进展

- 药物治疗
- SGLT2 抑制剂：如恩格列净（empagliflozin），不仅能有效降低血糖，还被证实有心血管保护作用，可减少心血管事件的发生，降低病死率。
- GLP-1 受体激动剂：如利拉鲁肽（liraglutide），在改善血糖控制的同时，也能显著降低心血管事件的发生率。
- 他汀类药物：在糖尿病合并动脉粥样硬化患者的治疗中发挥重要作用，通过降低低密度脂蛋白胆固醇，减缓动脉粥样硬化的进展。
- 抗炎治疗：如卡那单抗（canakinumab），针对动脉粥样硬化炎症机制的治疗，显示出一定的效果。
- 联合治疗：研究表明，联合使用多种药物（如他汀类、抗高血压药物、降糖药物），能够更有效地管理糖尿病合并动脉粥样硬化患者的心血管风险。
- 生活方式干预：①饮食管理。低碳水化合物饮食和地中海饮食在控制血糖和改善心血管健康方面显示出积极效果。②运动。规律的有氧运动和力量训练有助于改善胰岛素敏感性，降低心血管风险。③减重。对于肥胖的糖尿病患者，通过手术或生活方式干预实现体重减轻，可以显著降低动脉粥样硬化和心血管事件的风险。

五、研究进展

- 基因组学研究：全基因组关联研究（GWAS）和其他基因组学技术，正在揭示糖尿病和动脉粥样硬化的遗传基础，有助于识别新的治疗靶点。
- 分子机制：研究正在揭示更多关于糖尿病如何通过分子机制促进动脉粥样硬化的信

息，如 miRNA 和长链非编码 RNA（lncRNA）在调控炎症和代谢途径中的作用。

• 干细胞疗法：干细胞治疗在修复糖尿病引起的血管损伤方面显示出潜力，尽管该疗法还处于早期研究阶段。

• 人工智能（AI）和机器学习：这些技术正在被应用于大数据分析，以更好地预测糖尿病患者发生动脉粥样硬化的风险，并制订个性化治疗方案。

糖尿病与动脉粥样硬化的研究不断进展，深入了解其相互关系和机制，有助于开发更有效的诊断和治疗方法。通过综合应用药物治疗、生活方式干预和新兴技术，能够更好地管理糖尿病患者的心血管健康，降低动脉粥样硬化的风险及相关并发症的发生率。

（王　䏡）

参考文献

Al-Ani B, Alzamil N M, Hewett P W, et al, 2023. Metformin ameliorates ROS-p53-collagen axis of fibrosis and dyslipidemia in type 2 diabetes mellitus-induced left ventricular injury[J]. Arch Physiol Biochem, 129(3): 734-740.

Alexy T, Pais E, Wenby R B, et al, 2015. Abnormal blood rheology and chronic low grade inflammation: Possible risk factors for accelerated atherosclerosis and coronary artery disease in Lewis negative subjects[J]. Atherosclerosis, 239(1): 248-251.

Alpsoy S, Akyuz A, Erfan G, et al, 2014. Atherosclerosis, some serum inflammatory markers in psoriasis[J].G Ital Dermatol Venereol, 149(2): 167-175.

Antonio-Villa N E, Bello-Chavolla O Y, Vargas-Vázquez A, et al, 2021. Increased visceral fat accumulation modifies the effect of insulin resistance on arterial stiffness and hypertension risk[J]. Nutr Metab Cardiovasc Dis, 31(2): 506-517.

Apostolov E O, Ray D, Savenka A V, et al, 2010. Chronic uremia stimulates LDL carbamylation and atherosclerosis[J]. J Am Soc Nephrol, 21(11): 1852-1857.

Bargieł W, Cierpiszewska K, Maruszczak K, et al, 2021. Recognized and potentially new biomarkers-their role in diagnosis and prognosis of cardiovascular disease[J]. Medicina (Kaunas), 57(7): 701.

Batra A, Kapoor A, Sharma R K, et al, 2012. Association of plasma cystatin C levels with angiographically documented coronary artery disease in patients of Indian origin[J]. J Cardiol, 59(2): 182-189.

Bergmark C, Wu R, de Faire U, et al, 1995. Patients with early-onset peripheral vascular disease have increased levels of autoantibodies against oxidized LDL[J]. Arterioscler Thromb Vasc Biol, 15(4): 441-445.

Bosevski M, Soedamah-Muthu S S, 2012. Blood urea level and diabetes duration are independently associated with ankle-brachial index in type 2 diabetic patients[J]. Diabetes Metab Syndr, 6(1): 32-35.

Brooks B, Molyneaux L, Yue D K, 1999. Augmentation of central arterial pressure in type 1 diabetes[J]. Diabetes Care, 22(10): 1722-1727.

Cambridge G, Acharya J, Cooper J A, et al, 2013. Antibodies to citrullinated peptides and risk of coronary heart disease[J]. Atherosclerosis, 228(1): 243-246.

Concistrè A, Petramala L, Bisogni V, et al, 2019. Subclinical atherosclerosis due to increase of plasma aldosterone concentrations in essential hypertensive individuals[J]. J Hypertens, 37(11): 2232-2239.

Contreras-Rodríguez A, Gómez-Díaz RA, Tanus-Hajj J, et al, 2015. Carotid intima-media thickness, anklearm index, and inflammation profile in Mexican patients with early and late onset type 2 diabetes[J]. Rev Invest Clin, 67(4): 240-249.

Deshmane S L, Kremlev S, Amini S, et al, 2009. Monocyte chemoattractant protein-1 (MCP-1): an overview[J]. J Interferon Cytokine Res, 29(6): 313-326.

Emerging Risk Factors Collaboration, Kaptoge S, Di Angelantonio E, et al, 2010. C-reactive protein concentration and risk of coronary heart disease, stroke, and mortality: an individual participant meta-analysis. Lancet, 375(9709): 132-140.

Fernández-Friera L, Peñalvo J L, Fernández-Ortiz A, et al, 2015. Prevalence, vascular distribution, and multiterritorial extent of subclinical atherosclerosis in a middle-aged cohort: the PESA (progression of early subclinical atherosclerosis) study[J]. Circulation, 131(24): 2104-2113.

Fleming T, Cuny J, Nawroth G, et al, 2012. Is diabetes an acquired disorder of reactive glucose metabolites and their intermediates?[J]. Diabetologia, 55(4): 1151-1155.

Francis G S, Benedict C, Johnstone D E, et al, 1990. Comparison of neuroendocrine activation in patients with left ventricular dysfunction with and without congestive heart failure. A substudy of the Studies of Left Ventricular Dysfunction (SOLVD)[J]. Circulation, 82(5): 1724-1729.

Giannini E, Risso D, Botta F, et al, 2003. Validity and clinical utility of the aspartate aminotransferase-alanine aminotransferase ratio in assessing disease severity and prognosis in patients with hepatitis C virus-related chronic liver disease[J]. Arch Intern Med, 163(2): 218-224.

Golomb B A, Dang T T, Criqui M H, 2006. Peripheral arterial disease: morbidity and mortality implications[J]. Circulation, 114(7): 688-699.

Gordin D, Rönnback M, Forsblom C, et al, 2007. Acute hyperglycaemia rapidly increases arterial stiffness in young patients with type 1 diabetes[J]. Diabetologia, 50(9): 1808-1814.

Hamer M, Malan L, Schutte A E, et al, 2011. Plasma renin responses to mental stress and carotid intima-media thickness in black Africans: the SABPA study[J]. J Hum Hypertens, 25(7): 437-443.

Hannemann A, Wallaschofski H, Lüdemann J, et al, 2011. Plasma aldosterone levels and aldosterone-to-renin ratios are associated with endothelial dysfunction in young to middle-aged subjects[J]. Atherosclerosis, 219(2): 875-879.

Heinecke J W, Parks W C, 2020. Integrated biomarker discovery and validation implicates the complement pathway in early atherogenesis[J]. J Am Coll Cardiol, 75(16): 1942-1944.

Herder C, Karakas M, Koenig W, 2011. Biomarkers for the prediction of type 2 diabetes and cardiovascular disease[J].Clin Pharmacol Ther, 90(1): 52-66.

Hertle E, Stehouwer C D, van Greevenbroek M M, 2014. The complement system in human cardiometabolic disease[J]. Mol Immunol, 61(2): 135-148.

Huang J, Wu Q, Lin Z, et al, 2020. Therapeutic effects of chitin from Pleurotus eryngii on high-fat diet induced obesity in rats[J].Acta Sci Pol Technol Aliment, 19(3): 279-289.

Imai A, Komatsu S, Ohara T, et al, 2011. Serum cystatin C is associated with early stage coronary atherosclerotic plaque morphology on multidetector computed tomography[J]. Atherosclerosis, 218(2): 350-355.

Inker L A, Schmid C H, Tighiouart H, et al, 2012. Estimating glomerular filtration rate from serum creatinine and cystatin C[J]. N Engl J Med, 367(1): 20-29.

Junyent M, Martínez M, Borràs M, et al, 2010. Predicting cardiovascular disease morbidity and mortality in chronic kidney disease in Spain. The rationale and design of NEFRONA: a prospective, multicenter, observational cohort study[J]. BMC Nephrol, 11: 14.

Kimura Y, Tsukui D, Kono H, 2021. Uric acid in inflammation and the pathogenesis of atherosclerosis[J].Int J Mol Sci, 22(22): 12394.

Liang K P, Kremers H M, Crowson C S, et al, 2009. Autoantibodies and the risk of cardiovascular events[J]. J

Rheumatol, 36(11): 2462-2469.

Libby P, 2012. Inflammation in atherosclerosis[J]. Arterioscler Thromb Vasc Biol, 32(9): 2045-2051.

Lima A C G B, Gonçalves M F, Rocha E V, et al, 2021. Ankle-brachial index and subclinical atherosclerosis in type 1 diabetes[J]. Rev Assoc Med Bras (1992), 67(4): 505-510.

Lotufo P A, Baena C P, Santos I S, et al, 2016. Serum uric acid and prehypertension among adults free of cardiovascular diseases and diabetes: baseline of the Brazilian longitudinal study of adult health (ELSA-Brasil)[J]. Angiology, 67(2): 180-186.

Machado-Oliveira G, Ramos C, Marques A R A, et al, 2020. Cell senescence, multiple organelle dysfunction and atherosclerosis[J]. Cells, 9(10): 2146.

Majka D S, Liu K, Pope R M, et al, 2013. Antiphospholipid antibodies and sub-clinical atherosclerosis in the Coronary Artery Risk Development in Young Adults (CARDIA) cohort[J]. Inflamm Res, 62(10): 919-927.

Mizushige K, Noma T, Yao L, et al, 2000. Effects of troglitazone on collagen accumulation and distensibility of aortic wall in prestage of non-insulin-dependent diabetes mellitus of Otsuka Long-Evans Tokushima Fatty rats[J]. J Cardiovasc Pharmacol, 35(1): 150-155.

Moriya J, 2019. Critical roles of inflammation in atherosclerosis[J]. J Cardiol , 73(1): 22-27.

Noma T, Mizushige K, Yao L, et al, 1999. Alteration in aortic wall stiffness and accumulation of collagen during the prediabetic stage of type II diabetes mellitus in rats[J]. Jpn Circ J, 63(12): 988-993.

Nyblom H, Nordlinder H, Olsson R, 2007. High aspartate to alanine aminotransferase ratio is an indicator of cirrhosis and poor outcome in patients with primary sclerosing cholangitis[J]. Liver Int, 27(5): 694-699.

Pöss J, Werner C, Lorenz D, et al, 2010. The renin inhibitor aliskiren upregulates pro-angiogenic cells and reduces atherogenesis in mice[J]. Basic Res Cardiol, 105(6): 725-735.

Raz-Pasteur A, Gamliel-Lazarovich A, Gantman A, et al, 2014. Mineralocorticoid receptor blockade inhibits accelerated atherosclerosis induced by a low sodium diet in apolipoprotein E-deficient mice[J]. J Renin Angiotensin Aldosterone Syst, 15(3): 228-235.

Ridker P M, Danielson E, Fonseca F A, et al, 2008. Rosuvastatin to prevent vascular events in men and women with elevated C-reactive protein[J]. N Engl J Med, 359(21): 2195-2207.

Ridker P M, Everett B M, Thuren T, et al, 2017. Antiinflammatory therapy with canakinumab for atherosclerotic disease[J]. N Engl J Med, 377(12): 1119-1131.

Ross R, 1999. Atherosclerosis: an inflammatory disease[J]. N Engl J Med, 340(2): 115-126.

Sacks D, Baxter B, Campbell B C V, et al, 2018. Multisociety consensus quality improvement revised consensus statement for endovascular therapy of acute ischemic stroke[J]. Int J Stroke, 13(6): 612-632.

Santana M S, Nascimento K P, Lotufo P A, et al, 2018. Allantoin as an independent marker associated with carotid intima-media thickness in subclinical atherosclerosis[J]. Braz J Med Biol Res, 51(8): e7543.

Shiina K, Tomiyama H, Tanaka A, et al, 2022. Differential effect of a xanthine oxidase inhibitor on arterial stiffness and carotid atherosclerosis: a subanalysis of the PRIZE study[J]. Hypertens Res, 45(4): 602-611.

Shoenfeld Y, Sherer Y, Harats D, 2001. Atherosclerosis as an infectious, inflammatory and autoimmune disease[J]. Trends Immunol , 22(6): 293-295.

Simental-Mendía L E, Rodríguez-Morán M, Gómez-Díaz R, et al, 2017. Insulin resistance is associated with elevated transaminases and low aspartate aminotransferase/alanine aminotransferase ratio in young adults with normal weight[J]. Eur J Gastroenterol Hepatol, 29(4): 435-440.

Simonen P, Kotronen A, Hallikainen M, et al, 2011. Cholesterol synthesis is increased and absorption decreased in non-alcoholic fatty liver disease independent of obesity[J]. J Hepatol, 54(1): 153-159.

Soehnlein O, 2012. Multiple roles for neutrophils in atherosclerosis[J]. Circ Res, 110(6): 875-888.

Soeki T, Sata M, 2016. Inflammatory biomarkers and atherosclerosis[J]. Int Heart J, 57(2): 134-139.

Song P, Rudan D, Zhu Y, et al, 2019. Global, regional, and national prevalence and risk factors for peripheral artery disease in 2015: an updated systematic review and analysis[J]. Lancet Glob Health, 7(8): e1020-e1030.

Stakos D A, Boudoulas K D, Gaillard T R, et al, 2013. Regional and overall aortic function in nondiabetic individuals with insulin resistance and normal glucose tolerance[J]. J Clin Endocrinol Metab, 98(11): 4457-4463.

Su J, Hua X, Vikström M, et al, 2013. Low levels of IgM antibodies to oxidized cardiolipin increase and high levels decrease risk of cardiovascular disease among 60-year olds: a prospective study[J]. BMC Cardiovasc Disord, 13: 1.

Sweitzer N K, Shenoy M, Stein J H, et al, 2007. Increases in central aortic impedance precede alterations in arterial stiffness measures in type 1 diabetes[J]. Diabetes Care, 30(11): 2886-2891.

Széplaki G, Prohászka Z, Duba J, et al, 2004. Association of high serum concentration of the third component of complement (C3) with pre-existing severe coronary artery disease and new vascular events in women[J]. Atherosclerosis, 177(2): 383-389.

Takaishi K, Kinoshita H, Kawashima S, et al, 2021. Human vascular smooth muscle function and oxidative stress induced by NADPH oxidase with the clinical implications[J]. Cells, 10(8): 1947.

Unkart J T, Allison M A, Abdelmalek J A, et al, 2020. Relation of plasma renin activity to subclinical peripheral and coronary artery disease (from the multiethnic study of atherosclerosis)[J]. Am J Cardiol, 125(12): 1794-1800.

Wang H, Jacobs D R Jr, Gaffo A L, et al, 2013. Longitudinal association between serum urate and subclinical atherosclerosis: the Coronary Artery Risk Development in Young Adults (CARDIA) study[J]. J Intern Med, 274(6): 594-609.

Wang J, Sim A S, Wang X L, et al, 2008. Relations between markers of renal function, coronary risk factors and the occurrence and severity of coronary artery disease[J]. Atherosclerosis, 197(2): 853-859.

White J, Sofat R, Hemani G, et al, 2016. Plasma urate concentration and risk of coronary heart disease: a Mendelian randomisation analysis[J]. Lancet Diabetes Endocrinol, 4(4): 327-336.

Wolak T, Shoham-Vardi I, Sergienko R, et al, 2016. Renal function during pregnancy may predict risk of future hospitalization due to atherosclerotic-related morbidity[J]. Nephrology (Carlton) , 21(2): 116-121.

Yamada J, Tomiyama H, Yambe M, et al, 2006. Elevated serum levels of alanine aminotransferase and gamma glutamyltransferase are markers of inflammation and oxidative stress independent of the metabolic syndrome[J]. Atherosclerosis, 189(1): 198-205.

Zhao L, Cheng J, Chen Y, et al, 2017. Serum alanine aminotransferase/aspartate aminotransferase ratio is one of the best markers of insulin resistance in the Chinese population[J]. Nutr Metab (Lond), 14: 64.

第 10 章

慢性肾脏病与早期动脉粥样硬化

慢性肾脏病（chronic kidney disease，CKD）患者最主要的并发症是心血管疾病，在临床上出现的各种心血管功能损害病变中，最突出的特征是动脉粥样硬化。对于 CKD 患者，早期发现动脉粥样硬化，及时评估病情严重程度，有助于指导临床医师识别可能的高危人群，进行早期治疗，这对于延缓 CKD 患者心血管疾病的进展显得尤为重要。

一、早期肾功能不全

（一）概念

早期肾功能不全（early renal insufficiency）是对伴有肌酐清除率降低、血肌酐轻度上升、白蛋白尿或微量白蛋白尿等初期肾功能不全的总称。肾功能不全是由遗传因素、免疫性疾病、肾小管疾病、肾血管疾病、肾小球疾病等多种因素造成的肾功能受损，且受损程度呈渐进性加重，为不可逆性损伤。

（二）早期肾功能不全与动脉粥样硬化发生

早期肾功能不全往往缺乏典型临床症状，起病隐匿，不仅疾病知晓率低，而且早期肾功能不全自身存在多种导致动脉粥样硬化的“传统”和“非传统”危险因素。不同程度的肾功能不全，均可增加动脉粥样硬化风险，并与肾功能下降同时发生。这些危险因素通常包括内皮功能障碍、全身炎症、神经激素激活和异常血流动力学反应，导致动脉粥样硬化发生。

（三）心血管疾病预防中的慢性肾脏疾病检测、分期和治疗

全面检测和治疗早期肾功能不全，对心血管疾病（CVD）的防治有益，对于恰当的心血管风险分层和心肾预防性治疗至关重要。首先，CKD 和 CVD 有几个共同危险因素，包括糖尿病和高血压。CKD 不仅是一种疾病结果，还会极大地促进 CVD 风险因素恶化。事实上，糖尿病患者的心血管风险几乎完全集中在伴有 CKD 的患者身上。此外，在高血压或糖尿病患者中，心血管疾病风险随着肾小球滤过率（GFR）和蛋白尿的恶化而增加。最后，肾素 - 血管紧张素 - 醛固酮系统激活等共同的病理生理途径，会引起 CKD 和 CVD 的发病和进展。

（四）早期肾功能不全患者的早期动脉粥样硬化检测

指南推荐用于指导心血管风险评估的早期（亚临床）动脉粥样硬化影像学检测手段包

括：血管超声、CT 冠脉钙化积分（CACS）、高帧频 MRI（不作为常规推荐）、可靶向炎症标志物等的分子或细胞分子成像（不作为常规推荐）。其中，解剖成像 MRI/CT 和功能成像 PET/SPECT 的结合，可克服 MRI/CT 检测分子过程中敏感性和特异性低的问题。

此外，动脉壁的功能状态及力学改变，常被视为动脉粥样硬化的早期指标。其中，肱动脉血流介导的血管舒张功能（FMD）被认为是血管功能障碍的早期标志。通过超声或 MRI 测量的主动脉脉搏波传导速度（PWV），已被证实是动脉粥样硬化和心血管事件的独立预测因子，是亚临床心血管风险评估的重要方法。弹性成像、斑点跟踪颈动脉周向应变成像与卒中有关，可作为早期动脉粥样硬化的评估手段。

在动脉粥样硬化早期改变的影像学检测进展方面，由于炎症在动脉粥样硬化的发生和发展中起着重要作用，白细胞募集到血管壁并随之迁移到内皮下层组织是动脉粥样硬化最重要的因素之一。全氟碳的超声右旋白蛋白微泡（PESDA）可附着在发炎、功能失调的内皮上。同样，在早期主动脉动脉粥样硬化的大鼠模型中，PESDA 的信号增加。这种微泡显影可作为早期动脉粥样硬化的检测方式。P 选择蛋白表达的超声分子成像，尽管已在检测极早期的动脉粥样硬化中得到验证，但其仍处于临床前阶段。

（五）小结

早期肾功能不全症状隐匿，疾病知晓率低，是心血管疾病发病的独立危险因子，存在多种导致动脉粥样硬化的危险因素，并与心血管疾病存在着共同的危险因素，二者相互作用。因此，对于无论是否具备危险因素的成年人都应定期监测肾功能，重视动脉粥样硬化的早期表现，早发现、早干预、早治疗，有利于延缓肾功能不全的进展；对于早期肾功能不全患者，也要意识到早期肾功能不全中的“传统”及“非传统”心血管风险因素，早期进行心血管疾病的防控检测，降低 CKD 患者的心血管事件发生率和病死率。及时控制心血管疾病，也可以延缓 CKD 的进展。展望未来，应大力推进心肾综合预防策略的实施。包括构建和推广多学科协作的心肾代谢疾病预防性护理模式，以期显著降低高危人群的心血管疾病负担。

（左明良）

二、肾性高血压病

据估计，CKD 影响着全球近 7 亿人，而在 CKD 人群中，高血压具有患病率高且控制率低的特点。有证据表明，高血压既是 CKD 的原因、病理结果，还是心血管疾病高发病率和高病死率的重要危险因素，二者互为因果；有效控制高血压，可显著降低 CKD 的进展速度。另一方面，CKD 与高血压相互关联，血压水平可以预测糖尿病和非糖尿病终末期肾衰竭的发生，20 年内发生终末期肾病的风险随着基线血压值的增加而逐渐增加。肾功能不全预示着高血压的发生，其中，尿白蛋白排泄已被确定为高血压发生的预测因子，低白蛋白尿是高血压发病和血压进展风险的指标。高血压发病前，不仅会出现白蛋白尿的改变，也会伴随肾小球滤过率（glomerular filtration rate，GFR）的降低。

（一）概念及诊断标准

1. 概念　肾性高血压是指由各种肾脏疾病，包括肾实质性病变和肾血管病变所引起的血压升高，统称为肾性高血压，其中肾实质性高血压最常见，在继发性高血压中占首位。

导致肾实质性高血压的病变包括原发性肾脏疾病和继发性肾脏疾病，如各类原发性肾小球肾炎、肾炎性肾病综合征；继发性肾小球肾炎中以狼疮性肾炎和过敏性紫癜较为常见。肾血管性疾病包括肾动脉狭窄、肾动脉或肾静脉血栓栓塞等，占继发性高血压的10%。其中，超过95%的肾血管性高血压是由于肾动脉主干的动脉粥样硬化或纤维肌肉发育不良。

2. *诊断标准* 在未使用降压药物的情况下，非同日测量血压3次，18岁以上的成年人，若收缩压≥140mmHg和（或）舒张压≥90mmHg，可诊断为高血压；收缩压≥140mmHg且舒张压＜90mmHg为单纯收缩期高血压；既往有高血压史且正在使用降压药物者，即使血压低于140/90mmHg，也诊断为高血压。

（二）肾性高血压与动脉粥样硬化

肾性高血压对血管的影响包括高血压、肾脏病变本身的影响。血压（尤其搏动压）是导致动脉壁重塑的最强因素之一。因此，动脉硬度与血压之间可能存在双向联系，硬度增加导致搏动压增加，反之，搏动压增加导致动脉壁重构。此外，肾性高血压患者的动脉粥样硬化具有特殊表现，如在CKD患者中，血管中层钙化不同于动脉粥样硬化中的钙化，后者的钙化发生于内膜层。

（三）肾性高血压患者的早期动脉粥样硬化检测

评估肾性高血压患者早期动脉粥样硬化的影像学方法包括：

1. *内皮功能障碍* 为了确定高血压与靶器官损害（TOD）相关的风险，目前已有的内皮细胞功能评价方法包括冠状动脉造影、心脏磁共振成像、正电子发射计算机断层扫描及外周动脉测压。然而，FMD作为一种无创、可重复、廉价、无风险的检测方式，是检测内皮功能改变的首选成像方式。FMD反映的是血管对剪切应力的反应，属于NO依赖性血管扩张，并与乙酰胆碱的冠脉反应相关，可预测心血管事件发生风险和病死率的高危患者，无论这些患者之前有无心脏事件发生。肱动脉FMD的评估是最常用的技术，代表NO介导的内皮依赖性血管舒张功能，功能障碍时表现为FMD的改变。大量研究证实了FMD和动脉僵硬度之间的密切关系，以及高血压患者中内皮功能障碍对血管重塑的负性影响。

2. *动脉僵硬度* 可通过颈-股脉搏波传导速度（PWV）检测动脉僵硬度，PWV指血流在血管中的流动速度。事实上，僵硬的血管比有弹性的血管传输脉搏波速度更快；所以PWV值越高，表明动脉僵硬度更大。PWV不仅是血压升高的标记，也是心血管事件、心肌梗死和卒中的重要预测因素。Niiranen的研究表明，高PWV值可以识别与血压无关的高危患者。

3. *颈动脉内膜中层厚度* c-IMT是一种无创、敏感、可重复的识别动脉损伤的指标。其增加可能是内膜、中层或二者共同增厚的结果。内膜增厚的基础过程与动脉粥样硬化发病机制相似，而中膜增厚是动脉高压的结果。c-IMT与内皮功能障碍密切相关，可评估血管动脉粥样硬化损伤，预测心血管不良事件的风险，是早期动脉粥样硬化的标志及心血管（CV）事件的预测因子。文献中的大量证据表明，高血压是c-IMT的最强决定因素。Lakka发现高血压患者的c-IMT往往高于血压正常者。Su等的研究表明，收缩压（SBP）和高血压持续时间是c-IMT的两个主要决定因素。相反，STANISLAS队列研究强调，无论患者有无高血压病史，c-IMT增加的主要决定因素是SBP。舒张压（DBP）的作用一直存在争议。SBP及年龄、吸烟和体重是c-IMT值增加的重要因素。c-IMT的预后价值还体现在它能够预测高血压患者靶器官受损（TOD）的情况，以及预测高血压冠心病患者心脏不良事件的风险。c-IMT 值较低（< 1.13mm）的患者 5 年生存率为 99%，而 c-IMT 较高（> 1.13mm，$P < 0.001$）的患者为 78%。

（四）小结

高血压既是 CKD 的原因，亦可能是其结果。很明显，血压控制不佳会通过超滤机制，导致进行性肾功能损害的风险增加。血压控制不佳也可增加 CKD 患者患血管疾病的风险。而肾性高血压对血管的影响主要体现在高血压本身、肾脏病变两个方面。血压（尤其搏动压）是导致动脉壁重塑的最强因素之一；肾性高血压患者的动脉粥样硬化具有特殊表现，如 CKD 患者中，血管中层钙化不同于动脉粥样硬化中的钙化，后者钙化发生于内膜层。

通过无创检测手段早期发现动脉粥样硬化，并严格将血压控制在目标值范围内，同时选择能用降血压不能降低动脉僵硬度的药物，根据发病机制建立有效的精准治疗，有助于减缓肾性高血压患者血管重塑和动脉粥样硬化进程，预防心血管不良事件的发生。

三、要　点

1. 早期肾功能不全症状隐匿，存在多种导致动脉粥样硬化的危险因素，并与心血管疾病存在共同的危险因素，二者相互作用。

2. 高血压既是 CKD 的原因，亦可能是其结果，肾性高血压患者的动脉粥样硬化具有特殊表现。

3. 通过动脉壁形态、力学特征、功能等影像学检查，有助于理解动脉粥样硬化形成机制，指导临床医师识别可能的高危人群，早期治疗，这对于延缓肾病及心血管疾病的进展显得尤为重要。

（左明良）

参考文献

上海慢性肾脏病早发现及规范化诊治与示范项目专家组，高翔，梅长林，2017. 慢性肾脏病筛查诊断及防治指南 [J]. 中国实用内科杂志，37(1): 28-34.

余月明，侯凡凡，张训，等，2002. 慢性肾功能衰竭患者的高同型半胱氨酸血症 [J]. 中华肾脏病杂志，18(1): 34-37.

杨小兵，侯凡凡，武强，等，2005. 慢性肾脏病患者晚期氧化蛋白产物血症及其与动脉粥样硬化的关系 [J]. 中华内科杂志，44(5): 342-346.

袁芳，刘素云，李拥军，2009. 早期肾功能不全与心血管疾病 [J]. 临床荟萃，24(22): 2016-2018.

Andrassy K M, 2013. Comments on ‘KDIGO 2012 Clinical Practice Guideline for the Evaluation and Management of Chronic Kidney Disease’ [J]. Kidney Int, 84(3): 622-623.

Boutouyrie P, Lacolley P, Briet M, et al, 2011. Pharmacological modulation of arterial stiffness[J]. Drugs, 71(13): 1689-1701.

Briet M, Schiffrin E L, 2013. Vascular actions of aldosterone[J]. J Vasc Res, 50(2): 89-99.

Cortese F, Cecere A, Maria Cortese A, et al, 2020. Vascular, cardiac and renal target organ damage associated to arterial hypertension: which noninvasive tools for detection?[J]. J Hum Hypertens, 34(6): 420-431.

Dhaun N, Goddard J, Webb D J, 2006. The endothelin system and its antagonism in chronic kidney disease[J]. J

Am Soc Nephrol, 17(4): 943-955.

Dikow R, Zeier M, Ritz E, 2005. Pathophysiology of cardiovascular disease and renal failure[J].Cardiol Clin, 23(3): 311-317.

Ene-Iordache B, Perico N, Bikbov B, et al, 2016. Chronic kidney disease and cardiovascular risk in six regions of the world (ISN-KDDC): a cross-sectional study[J]. Lancet Glob Health, 4(5): e307-e319.

Eroglu E, Kocyigit I, Lindholm B, 2020. The endothelin system as target for therapeutic interventions in cardiovascular and renal disease[J].Clin Chim Acta, 506: 92-106.

Flamant M, Placier S, Dubroca C, et al, 2007. Role of matrix metalloproteinases in early hypertensive vascular remodeling[J]. Hypertension, 50(1): 212-218.

Gauthier-Bastien A, Ung R V, Larivière R, et al, 2014. Vascular remodeling and media calcification increases arterial stiffness in chronic kidney disease[J]. Clin Exp Hypertens, 36(3): 173-180.

Georgianos P I, Sarafidis P A, Liakopoulos V, 2015. Arterial stiffness: a novel risk factor for kidney injury progression?[J]. Am J Hypertens, 28(8): 958-965.

Goddard J, Eckhart C, Johnston N R, et al, 2004. Endothelin A receptor antagonism and angiotensin-converting enzyme inhibition are synergistic via an endothelin B receptor-mediated and nitric oxide-dependent mechanism[J]. J Am Soc Nephrol, 15(10): 2601-2610.

Humphrey J D, Harrison D G, Alberto Figueroa C A, et al, 2016. Central artery stiffness in hypertension and aging: a problem with cause and consequence[J]. Circ Res, 118(3): 379-381.

Inserra F, Forcada P, Castellaro A, et al, 2021. Chronic kidney disease and arterial stiffness: a two-way path[J]. Front Med (Lausanne), 8: 765924.

Kastarinen H, Ukkola O, Antero Kesäniemi Y, 2009. Glomerular filtration rate is related to carotid intima-media thickness in middle-aged adults[J]. Nephrol Dial Transplant , 24(9): 2767-2772.

Kaysen G A, 2001. The microinflammatory state in uremia: causes and potential consequences[J]. J Am Soc Nephrol, 12(7): 1549-1557.

Kokubo Y, 2013. Carotid atherosclerosis in kidney disease[J]. Contrib Nephrol, 179: 35-41.

Larivière R, Lebel M, 2003. Endothelin-1 in chronic renal failure and hypertension[J]. Can J Physiol Pharmacol, 81(6): 607-621.

Laurent S, Boutouyrie P, 2015. The structural factor of hypertension: large and small artery alterations[J].Circ Res, 116(6): 1007-1021.

Lin Y H, Sung K T, Tsai C T, et al, 2018. The relationship of renal function to segmental vascular stiffness, ankle-brachial index, and peripheral artery disease[J]. J Clin Hypertens (Greenwich), 20(6): 1027-1035.

Manjunath G, Tighiouart H, Ibrahim H, et al, 2003. Level of kidney function as a risk factor for atherosclerotic cardiovascular outcomes in the community[J]. J Am Coll Cardiol, 41(1): 47-55.

Masuo K, Lambert G W, Esler M D, et al, 2010. The role of sympathetic nervous activity in renal injury and end-stage renal disease[J]. Hypertens Res, 33(6): 521-528.

McCullough P A, Jurkovitz C T, Pergola P E, et al, 2007. Independent components of chronic kidney disease as a cardiovascular risk state: results from the Kidney Early Evaluation Program (KEEP)[J]. Arch Intern Med, 167(11): 1122-1129.

Mehta P K, Griendling K K, 2007. Angiotensin II cell signaling: physiological and pathological effects in the cardiovascular system[J]. Am J Physiol Cell Physiol, 292(1): C82-C97.

Mudau M, Genis A, Lochner A, et al, 2012. Endothelial dysfunction: the early predictor of atherosclerosis[J]. Cardiovasc J Afr, 23(4): 222-231.

Neumann J, Ligtenberg G, Klein I I, et al, 2004. Sympathetic hyperactivity in chronic kidney disease:

Pathogenesis, clinical relevance, and treatment[J]. Kidney Int, 65(5): 1568-1576.

Oda H, Keane W F, 1998. Lipid abnormalities in end stage renal disease[J]. Nephrol Dial Transplant, 13 Suppl 1: 45-49.

Persy V, D' Haese P, 2009. Vascular calcification and bone disease: the calcification paradox[J].Trends Mol Med, 15(9): 405-416.

Protogerou A, Blacher J, Stergiou G S, et al, 2009. Blood pressure response under chronic antihypertensive drug therapy: the role of aortic stiffness in the REASON (Preterax in Regression of Arterial Stiffness in a Controlled Double-Blind) study[J]. J Am Coll Cardiol, 53(5): 445-451.

Ritz E, 2010. Hypertension and kidney disease[J].Clin Nephrol, 74(Suppl 1): S39-S43.

Santoro D, Bellinghieri G, Conti G, et al, 2010. Endothelial dysfunction in chronic renal failure[J]. J Ren Nutr, 20(5 Suppl): S103-S108.

Schiffrin E L, Lipman M L, Mann J F E, 2007. Chronic kidney disease: effects on the cardiovascular system[J]. Circulation, 116(1): 85-97.

Townsend R R, Taler S J, 2015. Management of hypertension in chronic kidney disease[J]. Nat Rev Nephrol, 11(9): 555-563.

Vallianou N G, Mitesh S, Gkogkou A, et al, 2019. Chronic kidney disease and cardiovascular disease: is there any relationship?[J].Curr Cardiol Rev, 15(1): 55-63.

Verbeke F H, Agharazii M, Boutouyrie P, et al, 2007. Local shear stress and brachial artery functions in end-stage renal disease[J]. J Am Soc Nephrol, 18(2): 621-628.

Verbeke F H, Pannier B, Guérin A P, et al, 2011. Flow-mediated vasodilation in end-stage renal disease[J].Clin J Am Soc Nephrol, 6(8): 2009-2015.

Wright J, Hutchison A, 2009. Cardiovascular disease in patients with chronic kidney disease[J]. Vasc Health Risk Manag, 5: 713-722.

Zhang L X, Wang F, Wang L, et al, 2012. Prevalence of chronic kidney disease in China: a cross-sectional survey[J]. Lancet, 379(9818): 815-822.

Zhang L X, Zhao F Yang Y, et al, 2007. Association between carotid artery intima-media thickness and early-stage CKD in a Chinese population[J]. Am J Kidney Dis, 49(6): 786-792.

Zhou W Y, Ni Z H, Yu Z Z,et al, 2012. Brain natriuretic peptide is related to carotid plaques and predicts atherosclerosis in pre-dialysis patients with chronic kidney disease[J]. Eur J Intern Med, 23(6): 539-544.

第 11 章

自身免疫性疾病与早期动脉粥样硬化

在动脉粥样硬化的发生发展中，炎症及免疫调节因素的作用越来越为人们所重视，自身免疫性疾病患者心血管病变的风险较常人显著提高，提示自身免疫性疾病与心血管疾病之间可能存在相互作用。影像学检查对于诊断和评估自身免疫性疾病的早期动脉粥样硬化非常重要，可以通过 CTA、MRA、血管超声、动脉僵硬度等检查来评估动脉管腔的病变范围和程度。上述检查手段需要综合评价，并在治疗过程中密切随访。虽然各类影像学检查在评估自身免疫性疾病方面积累的数据和经验越来越多，但该领域仍有许多争议，需要进一步探索。

一、慢性甲状腺炎

（一）引言

慢性甲状腺炎包括“慢性淋巴细胞性甲状腺炎”（即“桥本甲状腺炎”）和“慢性纤维性甲状腺炎”（又称“木样甲状腺炎”或“Riedel 甲状腺炎”）。Riedel 甲状腺炎（Riedel thyroiditis，RT）的发病率极低，约为 1.06/100 000。桥本甲状腺炎（Hashimoto thyroiditis，HT）是临床最常见的自身免疫性甲状腺疾病，也是最常见的内分泌疾病，是导致甲状腺功能减退的最常见原因。本章主要就 HT 展开介绍。

（二）发病机制

基于病因，HT 可分为原发性 HT 和继发性 HT。原发性 HT 是最常见的甲状腺炎，虽然确切的病因尚未完全阐明，但 HT 与遗传因素、环境因素和表观遗传影响相关。亦有研究表明，饮食习惯对氧化应激标志物的影响与 HT 发病相关。细胞免疫和体液免疫在疾病的发展中起着关键作用，因此，T 细胞和 B 细胞的炎症浸润现象常见。本病的组织病理学特征包括淋巴浆细胞浸润、伴生发中心的淋巴样毛囊形成和实质萎缩。此外，大卵泡的发生细胞、嗜氧细胞或 Askanazy 细胞常与 HT 有关。原发性 HT 可单独发生，也可与其他自身免疫性疾病（如 1 型糖尿病和干燥综合征）或其他甲状腺疾病并发。特别值得注意的是，0.5% ～ 30% 的病例与乳头状甲状腺癌有关。

继发性 HT 常见的病因是医源性因素和免疫调节剂的诱导。例如，应用 α 干扰素治疗丙型肝炎可诱导或加重甲状腺炎的发生。在过去的 10 年中，癌症免疫治疗领域研究的迅速发展亦引发了一系列免疫相关的不良事件，包括甲状腺炎。例如，给予单克隆抗体阻断 CTLA-4 或注射癌症疫苗。

（三）流行病学

在过去的 30 年中，HT 的发病率迅速增加。目前，HT 是最常见的甲状腺疾病之一，其发病率为 0.3‰～1.5‰。10% 以上的女性出现抗体阳性，约 2% 有临床表现，男性的发病率仅有女性的 1/10。高发年龄段为 30～50 岁，且发病率随着年龄的增长而增加。白种人较黑种人有更高的发病率，太平洋岛屿地区居民罕见。

（四）临床表现

HT 以局部症状和全身表现为特征。局部症状是由于对颈部解剖结构的压迫，包括发音困难、喉返神经受累、气管受压引起的呼吸困难，以及压迫食管引起的吞咽困难。临床上以甲状腺损害发展为原发性甲状腺功能减退，进而引起全身表现更为常见。

HT 存在几种临床变异类型，包括无痛性甲状腺炎、疼痛性甲状腺炎、产后甲状腺炎和桥本脑病。无痛性甲状腺炎因患者没有任何颈部疼痛感觉而命名，其主要特征表现为短暂、阶段性的甲状腺功能减退后恢复正常。疼痛性甲状腺炎是因进行性、急性的、一个叶或整个甲状腺的剧烈疼痛而得名，是一种罕见的变种 HT 。产后甲状腺炎发病于分娩后 6 个月，临床表现与无痛性甲状腺炎相同。

桥本脑病是 HT 最相关的临床变异之一。最常见的症状包括亚急性认知功能恶化、肌阵挛、行为改变和癫痫（图 11-1 ～图 11-3）。

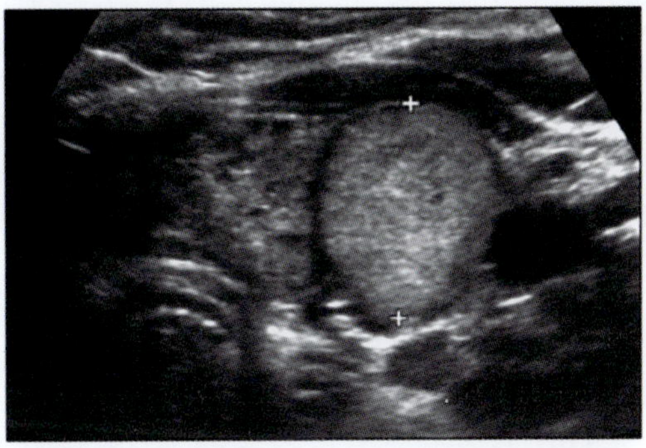

图 11-1　37 岁女性，结节性桥本甲状腺炎

横向扫查显示实性高回声均匀的尖锐边缘结节（光标）和薄的低回声晕。背景：实质为小结节状

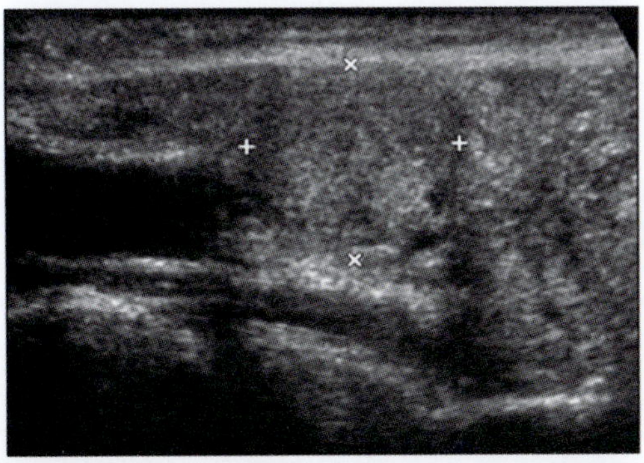

图 11-2　61 岁女性，结节性桥本甲状腺炎

纵向扫查显示细微的固体等回声均匀的低边缘结节（光标）。背景：实质异质均匀，低回声。实时成像和彩色多普勒成像显示结节更明显

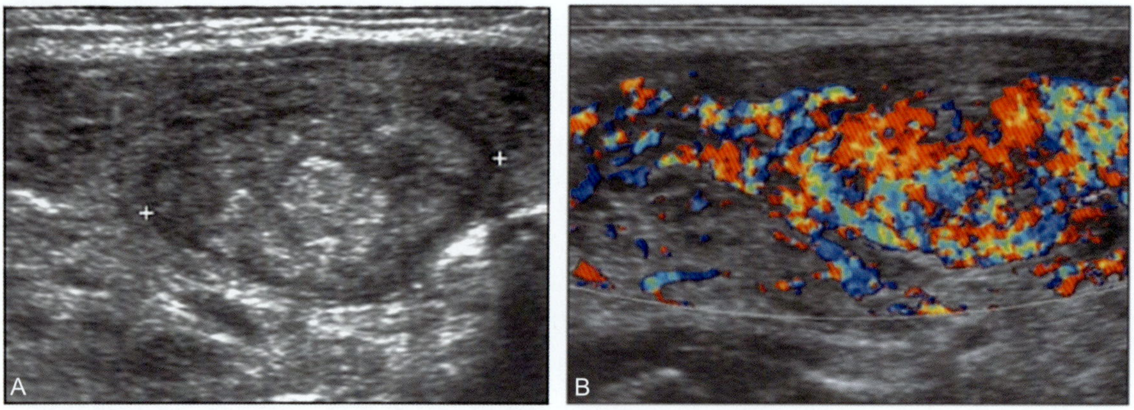

图 11-3 32 岁女性，结节性桥本甲状腺炎

A. 纵向扫查显示固体等回声不均匀的尖锐边缘结节（光标）和薄的低回声晕。背景：实质异质均匀，低回声。B. 纵向彩色多普勒扫查显示结节与邻近实质相比富血供

（五）诊断

HT 的诊断是基于临床症状、抗甲状腺抗体和组织学特征。血清甲状腺过氧化物酶抗体（TPO-Ab）被认为是 HT 最重要的特征，约 95% 的患者体内都存在这种抗体，而血清甲状腺球蛋白抗体（TgAb）仅存在于 60% ～ 80% 的病例。TgAb 可能是初始免疫应答的表现，而 TPO-Ab 可能是免疫应答的结果。细胞学检查不是常规检查，只有在甲状腺结节且怀疑有恶变的情况下才进行。

HT 的影像学评估主要包括超声检查，特征为双侧甲状腺体积正常、增大或缩小（峡部增大不是其特征）。早期实质回声正常或不均匀，或呈片状减低，无占位效应；进展期低回声区扩大、融合，残余组织多呈高回声、结节样；后期正常组织消失，呈低回声，其内可见线状强回声的纤维化结构，呈网格状分布。有研究表明，超声发现的小结节对 HT 的诊断有 95% 的高度阳性预测值。HT 常伴有双侧颈部Ⅵ区淋巴结增大，但很少超过 1cm，是淋巴结反应性增生所致。CDFI 表现为血流正常或增多，甲状腺上动脉内径较正常者增粗、血流速度较正常者增高，但均小于甲亢患者；有低速“火海征”，即血流速度明显低于甲亢，峰值流速通常不超过 65cm/s，为 HT 代偿过度的表现。

HT 与动脉粥样硬化　免疫和激素紊乱对动脉粥样硬化的发展无疑存在影响。内皮功能障碍是动脉粥样硬化发展的重要早期步骤。由 HT 及其他甲状腺疾病引起的甲状腺功能减退，是内皮功能障碍的危险因素之一。甲状腺自身免疫（TA）可能与慢性炎症有关，慢性炎症可能导致内皮功能障碍，为 HT 动脉粥样硬化的风险因素。cIMT 是早期发现和监测甲状腺功能正常的HT患者早期动脉粥样硬化的良好工具。早期发现心血管疾病的危险因素，有助于制订治疗方案和干预措施，从而预防成年期疾病的并发症。多项研究表明，卒中在 HT 患者中比在正常人群中更常见。此外，最近的一项研究报告表明，在以双侧颅内动脉狭窄（IAS）为特征的烟雾病中，抗甲状腺抗体的患病率高于非烟雾病卒中。Barbara 等研究发现，1 型糖尿病合并 HT 的年轻患者 BMI 较高，腰围较大，HbA1c 较高。这可能会在不久的将来导致大血管病变的快速发展。在这组患者中，维生素 D 水平低和超敏 C 反应蛋白（hs-CRP）浓度升高，可能导致心血管疾病的额外风险。

（六）治疗

HT 治疗的主要目的是控制甲状腺功能减退，包括口服合成激素左甲状腺素 4（L-T_4）。替代疗法需持续终身，以维持循环中促甲状腺激素（TSH）处于正常水平。在特定条件下，可以不使用 L-T_4，仅需临床观察。糖皮质激素的作用存在争议，虽然它们可能调节甲状腺炎并在短期内改善甲状腺功能，但长期使用的风险大于收益。然而，在 IgG_4 疾病亚组短期使用泼尼松龙可能有较长期的获益。

对于有颈部局部压迫症状的 HT 患者，可实行外科手术。然而，与其他类型甲状腺炎患者相比，在 HT 患者中进行的甲状腺切除术有更大的并发症负担。一项随机对照研究表明，当组织学确诊为 HT，且患者有非常严重的甲状腺功能减退症状、血清 TPO-Ab 滴度 > 1000IU/ml 时，甲状腺全切术将有效改善健康状况并缓解疲劳，且伴随 TPO-Ab 滴度清除。作为未来展望，甲状腺移植也被提出用于治疗甲状腺功能减退，但需要进一步的研究来验证。

（李宜蓁）

二、类风湿关节炎

类风湿关节炎（RA）是一种慢性炎症性、自身免疫性关节炎，影响全球 0.5% ～ 1% 的人群。流行病学资料显示，RA 可发生于任何年龄，80% 的患者于 35 ～ 50 岁发病，女性患者数量为男性的 2 ～ 3 倍，60% 的 RA 患病风险与遗传因素密切相关。人类白细胞抗原基因（共享抗原决定基）的变异已经被证明与 RA 相关，但当关联风险变异数 > 100 时，关联性较弱。RA 以周围性滑膜炎为特征，伴有关节外表现，应被视为包括关节外表现（如类风湿结节、肺部受累或血管炎），以及系统性并发症的综合征。如未治疗，不受控制的炎症将导致关节破坏、功能丧失和残疾。RA 也与过早死亡有关，至少部分是由于慢性炎症对心血管健康的影响。

（一）临床表现

RA 的临床表现为对称性、持续性关节肿胀和疼痛，常伴有晨僵，受累关节以近端指间关节、掌指关节、腕、肘、足趾最为多见，同时，颈椎、颞颌关节、胸锁和肩锁关节也可受累。中、晚期患者可出现手指的“天鹅颈”及“纽扣花”样畸形、关节强直和掌指关节半脱位，表现为掌指关节向尺侧偏斜。除关节症状外，患者还可出现皮下结节，称类风湿结节；可伴有乏力、低热、肌肉酸痛、体重下降等全身症状，以及心、肺和神经系统等受累。RA 患者过早死亡的主要原因是心血管疾病，其次是间质性肺病。

（二）诊断

2010 年 8 月，美国风湿病学会（ACR）和欧洲抗风湿病联盟（EULAR）共同发布了《类风湿关节炎分类标准》，为临床诊断提供依据（表 11-1）。分类判断标准包括：症状持续时间、症状数量、关节受累情况和血清学参数 [如自身抗体（即类风湿因子和抗瓜氨酸蛋白抗体）] 和急性期反应物（如 C 反应蛋白、红细胞沉降率）。在 RA 诊断新标准中，当患者至少有 1 个关节出现无法用其他疾病解释的滑膜炎时，且在 4 个方面（受累关节、血清学、急性期反应物和症状持续时间）评分相加 ≥ 6 分（最高 10 分）时，即可确诊为 RA。

表 11-1 ACR/EULAR 2010 年 RA 分级标准和评分系统

类别	评估项目	得分
A	关节受累情况（0～5 分）	
	1 个中、大关节受累	0
	2～10 个中、大关节受累	1
	1～3 个小关节受累	2
	4～10 个小关节受累	3
	至少 1 个为小关节，受累关节数超过 10 个	5
B	血清学（分类至少需要 1 次检测；0～3 分）	
	RF 或 CCP 抗体均阴性	0
	RF 或抗 CCP 抗体至少 1 项低滴度阳性	2
	RF 或抗 CCP 抗体至少 1 项高滴度阳性	3
C	急性期反应物（分类至少需要 1 次检测；0～1 分）	
	CRP 或 ESR 均正常	0
	CRP 或 ESR 增高	1
D	症状持续时间	
	＜ 6 周	0
	≥ 6 周	1

注：RF. 类风湿因子；CCP. 环瓜氨酸肽；CRP. C 反应蛋白；ESR. 红细胞沉降率。

（三）类风湿关节炎与动脉粥样硬化

RA 患者过早死亡的风险增加，主要是由于心血管疾病（CVD），特别是冠状动脉疾病。有研究证实，RA 患者的心肌梗死（MI）和缺血性卒中的风险显著增加。与此同时，RA 与传统的心血管危险因素、亚临床动脉粥样硬化、心律失常及冠状动脉钙化息息相关。2009 年欧洲抗风湿病联盟（EULAR）的 CVD 风险管理建议，如果患者满足某些特定疾病标准（即病程＞ 10 年、RF 或 ACPA 阳性及存在某些关节外表现），则计算的总 CVD 风险乘以 1.5 倍。然而，即便经过调整，RA 患者中 CV 风险模型的预测能力（即心脏评分和弗雷明汉评分）仍存在低估。因此，所有 RA 患者都可能受益于心血管危险因素的额外筛查和更密集的预防策略（图 11-4）。

血管内皮是血管系统的最内层，负责维持血管内的抗动脉粥样硬化环境。有害刺激如氧化应激、炎症介质等对内皮的损伤导致内皮功能障碍，进而导致血管舒张功能丧失、动脉硬化和动脉粥样硬化进展。血管功能和形态的无创影像学评估可检查亚临床动脉粥样硬化的不同阶段，并提供心血管疾病个体化风险状态信息。

冠状动脉钙化（CAC）是动脉粥样硬化的重要生物标志物，可以采用与组织学相关性强的 CT 进行检测。虽然 CT 是 CAC 评分分析的首选，但受限于不能表征血管中斑块的微观结构。此外，CT 需要注射造影剂，且患者会暴露在严重的电离辐射下，这使其处于更不利的地位。

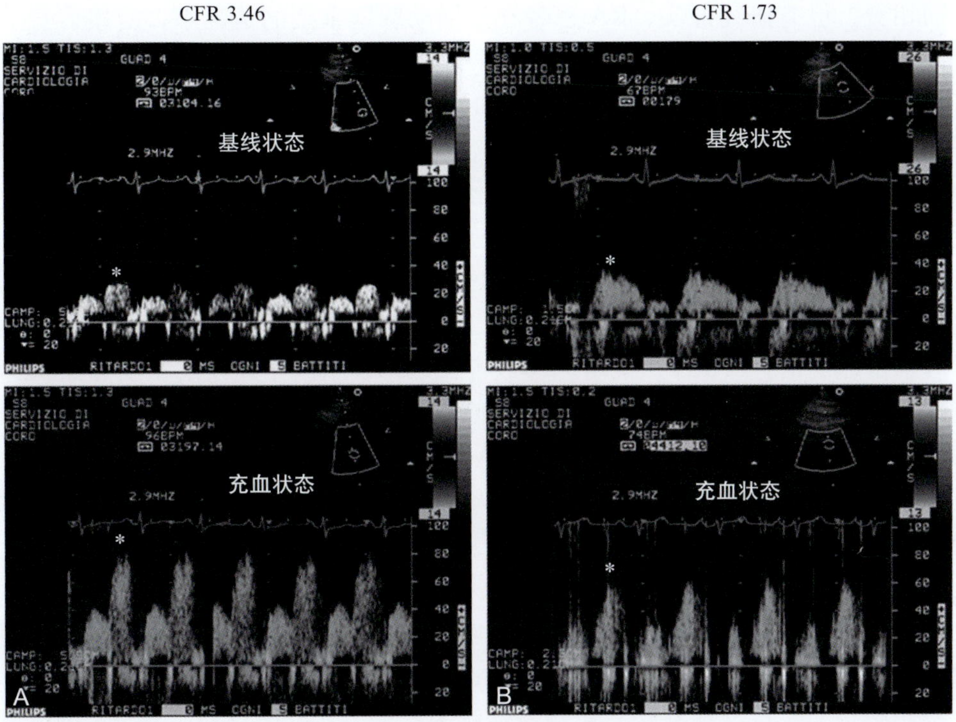

图 11-4 冠状动脉血流储备（CFR）研究

CFR 为冠状动脉血流的舒张期峰值流速（*）在基线状态下与高剂量双嘧达莫输注 [0.84mg/（kg・min），持续 6 分钟] 诱导的充血状态下的比值。CFR 值> 2 为正常

A. 一名健康受试者的 CFR（CFR=3.46）；B. 一名类风湿关节炎（RA）患者的 CFR（CFR=1.73）

无创磁共振成像在 RA 中也有应用。具体而言，在 RA 中，心血管磁共振（cardiovascular magnetic resonance，CMR）可以准确诊断 RA 患者心肌发生的主要病理生理现象，如心肌炎、血管炎、大 / 微冠状动脉疾病等。CMR 血管造影可以根据斑块的生物物理及生化特性（如水脂含量、分子扩散、化学成分等）来鉴别斑块成分。CMR 技术的最新发展，如多重对比 MR、质子密度加权成像（PD）、时间飞行成像（ToF）和参数成像，有助于表征冠状动脉粥样硬化斑块的纤维细胞、钙化和富含脂质的区域。

颈部血管超声（CUS）已广泛应用于动脉粥样硬化的研究。颈动脉内膜中层厚度（cIMT）已被证实可以预测 RA 患者心血管事件的发展。在没有传统 CV 风险因素的 RA 患者中，若颈动脉超声检测出 cIMT 值> 0.9mm，则认为在 5 年随访期内心血管事件风险增加。诸多研究证实，颈动脉斑块是 RA 患者心血管事件和死亡的良好预测因子，且在单侧和双侧颈动脉斑块的 RA 患者中，其 CV 风险的增加是相似的。一项前瞻性横断面观察性研究纳入了 103 例 RA 患者与 106 例对照，结果显示 RA 组双侧颈动脉斑块的患者 CV 风险增加（15.5%）是对照组（6.6%）的两倍以上。

动脉僵硬度（arterial stiffness，AS）是动脉血管壁发生结构和功能异常最早的可检测指标，可用脉搏波形分析（PWA）测量，它通过测量桡动脉的脉压波，来计算中央主动脉压波形。PWV 代表血管硬度，由动脉壁的结构变化决定。研究表明，PWV 与内皮依赖性扩张、前臂阻力和疾病持续时间相关。结构变化是内皮功能障碍的结果，并与疾病的持续时间相关。已有研究证实，RA 患者在早期动脉壁重塑的情况下，受累血管节段显示 PWV 增加。

高分辨率超声可评估肱动脉血流介导的血管舒张功能（flow-mediated dilatation，FMD），进而评估大血管内皮依赖性功能。研究证实，肱动脉 FMD 减低与心血管疾病的发生具有相关性，且药物治疗后肱动脉内皮依赖性扩张反应提高，表明肱动脉 FMD 可作为评估药物治疗心血管疾病是否有效的指标。

（四）治疗

临床缓解被普遍认为是低疾病活动度（LDA）RA 患者的主要治疗目标，并在治疗 RA 患者时应采用靶向治疗（T2T）策略。2019 年 EULAR 指南中建议的主要焦点仍然是使用疾病修饰抗风湿药物（DMARDs）进行药物治疗。2021 年美国风湿病学会（ACR）指南则涉及 DMARDs 的治疗，包括常规合成 DMARDs、生物 DMARDs 和靶向合成 DMARDs、糖皮质激素的使用及 DMARDs 在某些高危人群（即肝病患者、心力衰竭患者、淋巴增生症患者、既往严重感染患者和非结核分枝杆菌肺病患者）中的应用。指南包括 44 条建议（7 条强建议，37 条有条件的建议）。

使用 DMARDs（特别是甲氨蝶呤、羟氯喹及生物制剂）被认为可以降低心血管疾病风险，这可能是因为它们抑制了全身炎症。Annelies 等的研究发现，RA 患者经抗炎治疗，动脉壁炎症减轻，并且这种减轻与血清炎症标志物的减少相关。这些结果表明，RA 的抗炎治疗对降低 RA 患者心血管事件的风险具有有利的影响。Karel 等的研究证实，停止甲氨蝶呤治疗的患者发生 CVD 和全因病死率的风险显著增加，并建议在甲氨蝶呤停药的情况下更严格地控制 CVD。肿瘤坏死因子（TNF）抑制剂和其他生物制剂的安全性已有一定的研究。然而，TNF 抑制剂对血脂和空腹血糖浓度的不利影响令人担忧。George 等的研究证实，他汀类药物治疗可以降低 RA 患者的长期心血管风险，减轻炎症因素对斑块形成的影响，并进一步通过减少未钙化斑块的体积和增强钙化来改变斑块的成分。

（李宜蓁）

三、大动脉炎

大动脉炎（Takayasu arteritis，TAK）是一种主要累及大动脉及其一级分支的慢性肉芽肿性系统性血管炎。该疾病可导致受累动脉狭窄、闭塞，少数情况下可造成动脉扩张或动脉瘤。80% ～ 90% 的病例为女性，发病年龄通常在 10 ～ 40 岁，约 90% 的患者在 30 岁之前发病，亚洲地区人群患病率最高。

（一）发病机制

目前，人们对 TAK 的发病机制知之甚少。有研究者认为，细胞介导机制最为重要。免疫组织病理学检查显示，主动脉组织中的浸润细胞主要是细胞毒淋巴细胞。炎症可能局限于胸主动脉或腹主动脉及其分支的某一节段，也可累及整条血管。尽管疾病表现存在相当大的变异性，但最初的血管病变通常发生在左锁骨下动脉的中段或近段。随着疾病进展，左颈总动脉、左椎动脉、头臂动脉、右锁骨下动脉中段或近段、右侧颈动脉、椎动脉和主动脉也可能受累。约 50% 的患者存在腹主动脉和肺动脉受累。血管内炎症可导致动脉病变段狭窄、闭塞或扩张，进而引起多种症状。

（二）临床表现

不少患者以动脉疾病表现作为 TAK 的首发征象。动脉狭窄、闭塞或扩张加重会导致上肢或下肢缺血性疼痛和（或）发绀、头晕目眩、其他血流减少症状、动脉疼痛和压痛或非特异性全身症状。

1. 主要症状

（1）全身症状：TAK 早期常有全身症状，包括体重减轻和低热。乏力也十分常见。

（2）关节痛：约 50% 的患者会出现关节痛或肌痛。临床上明显的滑膜炎略少见。关节症状可为一过性，或持续数月甚至更久。

（3）颈动脉痛：10% ～ 30% 的患者发病时有颈动脉压痛。

（4）外周脉搏减弱或消失：最常见于桡动脉水平，通常不对称。极重度患者的肢体血管闭塞可导致缺血性溃疡或坏疽。

（5）肢体缺血性疼痛：患者可能出现肢体缺血性疼痛。包括上下肢轻微活动后轻至重度疼痛，常导致患者的日常活动能力受限，甚至截肢。锁骨下动脉常受累，椎动脉起始处近端的狭窄性病变可引起一系列神经系统症状或晕厥，即锁骨下动脉盗血综合征。

（6）心绞痛：主动脉炎或冠状动脉炎可导致冠状动脉开口狭窄，进而引起心绞痛，最终发生心肌梗死和死亡。

（7）胃肠道症状：肠系膜动脉缺血可导致腹痛（尤其是餐后）、腹泻和消化道出血。

（8）皮肤病变：少数患者可有下肢皮肤病变，类似结节性红斑或坏疽性脓皮病。

（9）呼吸系统症状：多达 50% 的患者也会出现肺动脉病理性改变，但肺动脉炎的症状较少见，包括胸痛、呼吸困难、咯血以及肺高压。

（10）神经系统症状：颈动脉和椎动脉病变会引起脑血流减少，引发头晕目眩、眩晕、晕厥、直立性低血压、头痛、惊厥和脑卒中。视力受损是重度疾病的晚期表现，原因是动脉供血不足。

2. 体格检查

（1）动脉杂音：血管狭窄患者通常可在锁骨下动脉、肱动脉、颈动脉和腹部血管处闻及血管杂音。升主动脉扩张患者可能因此出现主动脉瓣关闭不全的临床体征。

（2）双臂血压不同：患者常有单侧或双侧上肢血压下降，双臂血压通常相差 10mmHg 及以上，还可能测不出血压。

（3）高血压：50% 以上患者会出现高血压，原因是一侧或两侧肾动脉缩窄或主动脉及其分支狭窄，甚至可能出现恶性高血压。

（三）诊断

大多数情况下，如果患者有相关临床表现，如全身症状、高血压、脉搏细弱或无脉和（或）动脉杂音，且影像学检查显示主动脉和（或）其一级分支狭窄，则可考虑诊断为 TAK。

影像学检查对于诊断 TAK 和评估血管病变范围非常重要，包括血管超声 / 超声造影、CTA、MRA、PET/CT 等。疑似 TAK 的患者应当行 MRA 或 CTA 来评估动脉管腔。MR 或 CT 示动脉壁增强的诊断意义和生理意义不详。胸部、腹部、头颈部或其他部位的 MRA 或 CTA 可显示平滑过渡的管腔狭窄或闭塞，有时伴有血管壁增厚。颈总动脉和锁骨下动脉近段的彩色多普勒超声，可显示管壁增厚和管腔狭窄，尤其是体格检查发现杂音或脉搏减弱者，可以在 MRA/CTA 的基础上补充血流动力学信息。

血管超声具有无创、无辐射、操作简便等优点，在筛查、随访及疗效评估方面发挥着重要作用。随着血管超声在风湿病临床实践中的应用增加，人们越来越关注使用这种影像学检查来随访 TAK 病程，但常规血管超声有时受气体、脂肪干扰较大，对深部血管的探查受限，并且对操作者的技术依赖性较强。新兴的超声造影技术可通过动脉壁造影剂强化水平反映新生滋养血管的形成情况和 TAK 的活动性，并可进行半定量分级。有研究显示，超声造影分级能比炎症标志物更为敏感地识别血管炎症，为其疗效评估提供了更多参考。

PET 常与 CT（PET/CT）或 MRI（PET/MRI）联合使用，在疑诊大血管血管炎病例的评估中应用得越来越多。结合临床，“热点”节段（即标准摄取值增加段）高度提示大血管血管炎。PET 越来越多地被用于协助诊断 TAK。

因为对大动脉取活检非常困难，TAK 很少通过组织学检查诊断。偶尔在血运重建术或动脉瘤修复术后可以获得动脉组织。

总结诊断标准如下：

（1）发病年龄≤ 40 岁。

（2）肢体缺血性疼痛。

（3）单侧或双侧肱动脉搏动减弱。

（4）双臂收缩压差值≥ 10mmHg。

（5）单侧或双侧锁骨下动脉或腹主动脉闻及杂音。

（6）动脉造影示主动脉全程、其一级分支或上下肢近端大动脉狭窄或闭塞，并排除动脉硬化、纤维肌性发育不良或其他原因。

如果患者至少符合上述 6 条标准中的 3 条，则可诊断为 TAK。

（四）治疗原则

TAK 的主要治疗措施是使用全身性糖皮质激素。考虑到 TAK 是反复发作的慢性病，为尽量避免糖皮质激素的毒性，通常会使用非糖皮质激素类免疫抑制剂，以减少激素用量并获得长期控制。尚无确切的证据表明哪种药物有效，医师常会尝试多种药物，有时还会联合用药。一旦进展为大动脉瘤或不可逆的动脉狭窄导致严重缺血，就需要进行血管内干预或其他手术，但一般不宜在疾病活动期实施。

TAK 常在没有临床症状的情况下保持活跃，因此患者必须定期接受影像学检查，以评估动脉疾病的进展。

TAK 比较罕见，推荐由具备相关经验的医院和医师实施评估和治疗。

TAK 本身或在治疗过程中，会出现高血压、缺血及骨质疏松、机会性感染等多种问题。因此，在 TAK 的治疗中，除上述针对炎症的治疗外，还应包括其他一般性内科治疗措施，如血压管理、抗血小板治疗、预防骨质疏松及机会性感染等。

（五）疾病活动度监测和常规随访

目前，尚无特定的实验室检查和有效标准可以评估 TAK 的疾病活动度，因此很难监测其疾病活动度和疗效。评估疾病活动度时应考虑症状、体格检查结果、急性期反应物和影像学结果。

1. 临床评估　应在治疗中监测全身症状和关节痛是否减轻并最终消失，急性期反应物

（如红细胞沉降率和 C 反应蛋白）是否随之降低。但这些血液检查不能可靠地反映疾病活动度，部分患者即使在活动期，这些指标也可能正常。部分患者还可能会因为侧支血管生成而出现跛行改善，误导医师对病情的判断。

2. 影像学　虽然各类影像学检查在评估 TAK 活动度方面积累的数据和经验日益增多，但该领域仍有许多争议，主要依据是专家意见。我们建议在诊断时实施 MRA 或 CTA，此后至少每年复查一次，如果有活动性疾病或动脉狭窄的新发迹象或症状，那就要提高检测频率。我们倾向于连续使用 MRA 而非 CTA，以避免过多的辐射和碘造影剂的影响。

若 MRI 示血管壁水肿，但无活动性疾病的其他临床表现，则无须加强治疗。

超声可以监测特定的动脉区域，但无法监测整个主动脉及其主要分支。颈动脉和椎动脉多普勒超声可以提供重要的功能数据，作为对 MRI 或 CT 的补充。

PET 一般与 CT 或 MRI 结合，该技术或可用于检测 TAK 活动度，相关研究越来越多。目前尚不明确 PET 结果是否可作为治疗依据或评估疗效的方法。

需要注意的是，活动性动脉疾病不一定会导致影像学改变。例如，动脉壁炎症引起的颈动脉瘤在 MRI、CT 或超声上均无改变。此外，新发现的动脉区域狭窄只能反映上次影像学检查后的疾病活动，无法反映当前的疾病状况。还要认识到，动脉瘤扩张甚至既往病变的进一步闭塞，可能不是源自活动性炎症，而是初始病变的自然进展。

（六）要点

1. 大动脉炎是细胞免疫参与为主的血管炎，多累及大动脉及其一级分支。

2. 血管受累导致相应器官、组织供血不足，进而出现的症状如头晕、下肢疼痛、脉搏减弱等，是该病常见的临床表现。

3. 若出现早发多发的主动脉及其一级分支狭窄，则要考虑该病的存在，MRA 及 CTA 有助于判断血管受累的范围，具有重要的临床价值。

4. 血管超声在该病的随访中可发挥一定的作用。

5. 该病的治疗以糖皮质激素和免疫抑制剂为主，若进展至动脉瘤或动脉狭窄导致严重器官、组织缺血，可能需血管介入或手术干预。

（黄栎为）

四、巨细胞动脉炎

巨细胞动脉炎（giant cell arteritis，GCA）又称颅动脉炎和颞动脉炎，是最常见的系统性血管炎。GCA 是老年人中常见的自身免疫性疾病，该病很少累及 50 岁以下人群，在 60 ～ 70 岁人群中发病率达到高峰。GCA 的很多临床症状和体征是由于累及起于主动脉弓的颅内动脉分支所致，但由于其为系统性疾病，故血管可广泛受累。

（一）临床表现

GCA 的症状发作往往为亚急性，但也可在数日内突然发病。虽然 GCA 的很多临床表现是非特异性的，但某些特征性表现强烈提示该诊断。

1. 全身症状　与 GCA 有关的全身症状较常见，包括发热、乏力和体重减轻。

2. 头痛　头痛也是 GCA 的一种常见表现，2/3 以上的患者有该症状。GCA 所致头痛通常位于颞部，但也出现在额部、枕部，可为单侧或广泛性疼痛。头痛可呈进行性加重或时轻时重。

3. 颌跛行 将近 50% 的 GCA 患者出现颌跛行，其症状包括咀嚼时出现下颌疼痛或肌肉疲劳，停止咀嚼后症状缓解。有的患者会有张口困难样症状，主观感觉或实际存在颞下颌关节张开受限。跛行症状有时会影响进食时或反复吞咽时舌的功能。

4. 视力丧失 GCA 的早期表现可包括一过性单眼视力受损，极少数情况下为双眼。当发生一过性单眼视力丧失时，受累患者通常注意到单眼突然出现局部视野缺损或一过性窗帘效应。一过性视力丧失可为永久性视力丧失的先兆，因此当疑似 GCA 的患者出现一过性视力丧失时，需紧急处理。永久性视力丧失是 GCA 最严重的并发症之一，通常无痛且突然起病，可能为部分或完全、单侧或双侧丧失。虽然在永久性视力丧失之前可能有 1 次或多次一过性视力丧失发作，但也可极为快速地发生。一旦发生，视力丧失很少可逆。

此外，GCA 患者可出现肌肉骨骼受累，表现为特征性的近端多关节痛和肌痛，有时伴有周围滑膜炎，偶尔还可出现肢体远端肿胀伴凹陷性水肿。GCA 还可累及主动脉及其主要近端分支，可导致主动脉瘤和主动脉夹层，以及大动脉狭窄、闭塞和扩张。

（二）发病机制

GCA 的发病机制目前尚未阐明。现有研究表明，该病可能是环境因素与遗传因素共同作用的结果（包括树突状细胞、T 淋巴细胞及 B 淋巴细胞等免疫细胞参与），经级联放大所致的血管炎症。GCA 的特征性组织病理学表现包括全动脉炎，以中膜受累最显著，主要为 CD_4^+ 淋巴细胞和巨噬细胞浸润。巨细胞很常见，但不是诊断的必要条件。内弹性膜往往遭到破坏。尚不清楚局限在外膜或颞动脉周围小血管的炎症对诊断和预后的价值是否与典型的透壁性炎症表现相同，但这两种局限性炎症都与 GCA 相关。

（三）诊断

GCA 的诊断基于组织病理学或影像学检查。GCA 的组织病理学证据通常需要颞动脉活检来获得。在 GCA 中，颞动脉管腔周围显示的环形暗区提示管壁水肿，称为“晕轮征”。晕轮直径为 0.3 ～ 2.0mm，表现为低回声而非无回声。颞动脉双侧晕轮征对于诊断 GCA 具有高度特异性。“压迫征”对于诊断也具有很高的特异性，表现为超声探头压迫血管腔时晕轮持续可见。也可见狭窄和闭塞，但诊断价值较低。血管超声检查有以下几点优势：无创性，可提供同步图像采集和解读，并且没有辐射。也可显示其他颅动脉，如面动脉、枕动脉和椎动脉。超声扫描腋动脉和锁骨下动脉可以提供大血管血管炎的证据。然而，关于血管超声效用的结论存在异质性，这可能反映了该检查对操作人员的依赖性，也可能是由设备、探头、技术和临床背景的差异所致。这些因素的标准化可能使血管超声在 GCA 诊断中得到更广泛的应用。

高级影像学检查，如 CT 或 CTA、MRI 或 MRA、FDG-PET 或 PET/CT 等，对于大血管 GCA 的诊断可提供重要的信息。

（四）GCA 与早期动脉粥样硬化

无疑，GCA 会显著增加患者发生心血管疾病的风险。Amiri 等进行的队列研究纳入了 809 名 GCA 患者和 8577 名健康对照。在 GCA 组中，83 人（10.25%）发生急性心肌梗死，60 人（7.41%）发生缺血性卒中，其发生率分别为对照组的 3 倍和 2 倍。GCA 患者发生心血管事件多在该病诊断后的 1 个月至 1 年，这提示炎症与缺血发生的时间密切相关。

对于类风湿关节炎、TAK 血管炎等疾病的研究都已证实，自身免疫性疾病会加快动脉粥样硬化及斑块形成。这可能与血管内膜的结构及功能受损及中膜增生等因素相关，但对于 GCA 是否会加速动脉粥样硬化的发生，目前尚无确切的结论。

在一项基于肱动脉血管超声的观察性研究中发现，新发 GCA 患者内皮依赖性血管扩张功能较对照组降低，而糖皮质激素治疗可改善此功能，提示 GCA 可能导致内皮功能受损，进而促进动脉粥样硬化。在一项纳入 46 名 GCA 患者的研究中发现，GCA 患者脉搏波传导速度更高，提示其可能促进血管硬化，但另一项研究纳入了 40 名病理活检证实的 GCA 患者，该组患者颈动脉内膜中层厚度较对照组并无明显增厚，GCA 组颈动脉斑块检出率为 82.5%，对照组为 87.5%，并不提示 GCA 会加速动脉粥样硬化发生。

（五）治疗

一旦怀疑患有 GCA，应立即开始大剂量糖皮质激素治疗，同时可联合环磷酰胺、甲氨蝶呤等免疫抑制剂，近年来也可使用托珠单抗等生物制剂，控制血管炎症，以免发生或逆转脏器的受损。

对于动脉粥样硬化中常用的药物，2021 年美国风湿学会的指南中指出，因目前无确切证据证实 3- 羟基 -3- 甲基戊二酰辅酶 A 还原酶抑制剂（即他汀类药物）能减少 GCA 患者动脉粥样硬化的发生并带来临床结局的改善，因此，对于新诊断的 GCA 患者不推荐使用该类药物。但若患者存在较多其他动脉粥样硬化危险因素，如糖尿病、高胆固醇血症、吸烟等，可酌情使用。对于椎动脉或颈动脉明显狭窄或血流受限的 GCA 患者，因阿司匹林可减少缺血性事件的发生，可推荐使用，但对于其他 GCA 患者，阿司匹林的临床获益并不确切，因此并不推荐使用。

（六）要点

1. GCA 是环境和遗传因素共同作用引起的血管炎，涉及 T、B 淋巴细胞等多种细胞的参与。

2. GCA 的临床表现并无特异性，头痛（尤其是颞部疼痛）、颌跛行及视力丧失等是其常见的临床表现。

3. 颞动脉活检是诊断该病的“金标准”，但血管超声检查在该病的诊断中有非常重要的价值。

4. GCA 会促进动脉粥样硬化的发生，增加冠心病等发生的风险。

5. GCA 的治疗以激素和免疫抑制剂为主，近年来多种生物制剂也在越来越广泛地应用于临床。

（黄栎为）

参考文献

耿研，谢希，王昱，等，2022. 类风湿关节炎诊疗规范 [J]. 中华内科杂志，61(1): 51-59.

Agca R, Heslinga S C, Rollefstad S, et al, 2017. EULAR recommendations for cardiovascular disease risk management in patients with rheumatoid arthritis and other forms of inflammatory joint disorders: 2015/2016 update[J].Ann Rheum Dis, 76(1): 17-28.

Ajeganova S, de Faire U, Jogestrand T, et al, 2012. Carotid atherosclerosis, disease measures, oxidized low-density lipoproteins, and atheroprotective natural antibodies for cardiovascular disease in early rheumatoid arthritis: an inception cohort study[J].J Rheumatol, 39(6): 1146-1154.

Anderson L, Middleton W D, Teefey S A, et al, 2010. Hashimoto thyroiditis: Part 1, sonographic analysis of the nodular form of Hashimoto thyroiditis[J]. AJR Am J Roentgenol , 195(1): 208-215.

Arosio E, De Marchi S, Rigoni A, et al, 2007. Forearm haemodynamics, arterial stiffness and microcirculatory reactivity in rheumatoid arthritis[J]. J Hypertens, 25(6): 1273-1278.

Aschwanden M, Imfeld S, Staub D, et al, 2015. The ultrasound compression sign to diagnose temporal giant cell arteritis shows an excellent interobserver agreement[J]. Clin Exp Rheumatol, 33(2 Suppl 89): S-113-5.

Barra L, Kanji T, Malette J, et al, 2018. Imaging modalities for the diagnosis and disease activity assessment of Takayasu's arteritis: a systematic review and meta-analysis[J]. Autoimmun Rev, 17(2): 175-187.

Barra L, Yang G, Pagnoux C, et al, 2018. Non-glucocorticoid drugs for the treatment of Takayasu's arteritis: a systematic review and meta-analysis[J]. Autoimmun Rev, 17(7): 683-693.

Blanken A B, Agca R, van Sijl A M, et al, 2021. Arterial wall inflammation in rheumatoid arthritis is reduced by anti-inflammatory treatment[J]. Semin Arthritis Rheum, 51(2): 457-463.

Buttgereit F, Dejaco C, Matteson E L, et al, 2016. Polymyalgia rheumatica and giant cell arteritis: a systematic review[J]. JAMA, 315(22): 2442-2458.

Carbone F, Bonaventura A, Liberale L, et al, 2020. Atherosclerosis in rheumatoid arthritis: promoters and opponents[J]. Clin Rev Allergy Immunol, 58(1): 1-14.

Castañeda S, Prieto-Peña D, Vicente-Rabaneda E F, et al, 2022. Advances in the treatment of giant cell arteritis[J]. J Clin Med, 11(6): 1588.

Caturegli P, De Remigis A, Rose N R, 2014. Hashimoto thyroiditis: clinical and diagnostic criteria[J]. Autoimmun Rev, 13(4-5): 391-397.

Cavoli G L, Bono L, Finazzo F, et al, 2021. The magnetic resonance imaging in the takayasu's arteritis[J]. Saudi J Kidney Dis Transpl, 32(1): 265-267.

Clifford A H, Cohen Tervaert J W, 2021. Cardiovascular events and the role of accelerated atherosclerosis in systemic vasculitis[J]. Atherosclerosis, 325: 8-15.

Corrales A, Vegas-Revenga N, Rueda-Gotor J, et al, 2020. Carotid plaques as predictors of cardiovascular events in patients with Rheumatoid Arthritis. Results from a 5-year-prospective follow-up study[J].Semin Arthritis Rheum, 50(6): 1333-1338.

Czihal M, Lottspeich C, Hoffmann U, 2017. Ultrasound imaging in the diagnosis of large vessel vasculitis[J]. Vasa, 46(4): 241-253.

Czihal M, Zanker S, Rademacher A, et al, 2012. Sonographic and clinical pattern of extracranial and cranial giant cell arteritis[J]. Scand J Rheumatol, 41(3): 231-236.

de Souza A W, de Almeida Agustinelli R, de Cinque Almeida H, et al, 2016. Leflunomide in Takayasu arteritis - A long term observational study[J]. Rev Bras Reumatol, 56(4): 371-375.

Dejaco C, Ramiro S, Duftner C, et al, 2018. EULAR recommendations for the use of imaging in large vessel vasculitis in clinical practice[J]. Ann Rheum Dis, 77(5): 636-643.

Diamantopoulos A P, Haugeberg G, Hetland H, et al, 2014. Diagnostic value of color Doppler ultrasonography of temporal arteries and large vessels in giant cell arteritis: a consecutive case series[J].Arthritis Care Res (Hoboken), 66(1): 113-119.

Duftner C, Dejaco C, Sepriano A, et al, 2018. Imaging in diagnosis, outcome prediction and monitoring of large vessel vasculitis: a systematic literature review and meta-analysis informing the EULAR recommendations[J]. RMD Open, 4(1): e000612.

El Chami S, Springer J M, 2021. Update on the treatment of giant cell arteritis and polymyalgia rheumatica[J].

Med Clin North Am, 105(2): 311-324.

Fraenkel L, Bathon J M, England B R, et al, 2021. 2021 American college of rheumatology guideline for the treatment of rheumatoid arthritis[J]. Arthritis Rheumatol, 73(7): 1108-1123.

Gabriel S E, O'Fallon W M, Achkar A A, et al, 1995. The use of clinical characteristics to predict the results of temporal artery biopsy among patients with suspected giant cell arteritis[J].J Rheumatol, 22(1): 93-96.

Głowinska-Olszewska B, Borysewicz-Sańczyk H, Sawicka B, et al, 2020. Does Hashimoto's thyroiditis increase the risk of cardiovascular disease in young type 1 diabetic patients?[J]. Front Endocrinol (Lausanne), 11: 431.

González-Gay M A, García-Porrúa C, 1999. Systemic vasculitis in adults in northwestern Spain, 1988-1997. Clinical and epidemiologic aspects[J]. Medicine(Baltimore) , 78(5): 292-308.

González-Gay M A, González-Juanatey C, Llorca J, 2012. Carotid ultrasound in the cardiovascular risk stratification of patients with rheumatoid arthritis: when and for whom?[J].Ann Rheum Dis, 71(6): 796-798.

Guldvog I, Reitsma L C, Johnsen L, et al, 2019. Thyroidectomy versus medical management for euthyroid patients with Hashimoto disease and persisting symptoms: a randomized trial[J].Ann Intern Med, 170(7): 453-464.

Hamano E, Nishimura M, Mori H, et al, 2020. Intracranial arterial stenosis associated with Hashimoto's disease: angiographic features and clinical outcomes[J]. BMC Neurol, 20(1): 345.

Hennessey J V, 2011. Clinical review: riedel's thyroiditis: a clinical review[J]. J Clin Endocrinol Metab, 96(10): 3031-3041.

Hu Y, Yao Z, Wang G, 2020. The relationship between the impairment of endothelial function and thyroid antibodies in Hashimoto's thyroiditis patients with euthyroidism[J]. Horm Metab Res, 52(9): 642-646.

İşgüven P, Gündüz Y, Kılıç M, 2016. Effects of thyroid autoimmunity on early atherosclerosis in euthyroid girls with Hashimoto's thyroiditis[J]. J Clin Res Pediatr Endocrinol, 8(2): 150-156.

Jakobsson K, Jacobsson L, Mohammad A J, et al, 2016. The effect of clinical features and glucocorticoids on biopsy findings in giant cell arteritis[J].BMC Musculoskelet Disord, 17(1): 363.

Karpouzas G A, Ormseth S R, Hernandez E, et al, 2022. The impact of statins on coronary atherosclerosis progression and long-term cardiovascular disease risk in rheumatoid arthritis[J]. Rheumatology(Oxford), 61(5): 1857-1866.

Kay J, Upchurch K S, 2012. ACR/EULAR 2010 rheumatoid arthritis classification criteria[J]. Rheumatology (Oxford), 51(Suppl 6): vi5-vi9.

Langford C A, Cuthbertson D, Ytterberg S R, et al, 2017. A randomized, double-blind trial of abatacept (CTLA-4Ig) for the treatment of giant cell arteritis[J]. Arthritis Rheumatol, 69(4): 837-845.

Mandac J C, Chaudhry S, Sherman K E, et al, 2006. The clinical and physiological spectrum of interferon-alpha induced thyroiditis: toward a new classification[J]. Hepatology, 43(4): 661-672.

Mattozzi S, Sabater L, Escudero D, et al, 2020. Hashimoto encephalopathy in the 21st century[J]. Neurology, 94(2): e217-e224.

Maz M, Chung S A, Abril A, et al, 2021.2021 American college of rheumatology/vasculitis foundation guideline for the management of giant cell arteritis and takayasu arteritis[J]. Arthritis Rheumatol, 73(8): 1349-1365.

Nakaoka Y, Isobe M, Takei S, et al, 2018. Efficacy and safety of tocilizumab in patients with refractory Takayasu arteritis: results from a randomised, double-blind, placebo-controlled, phase 3 trial in Japan (the TAKT study)[J]. Ann Rheum Dis, 77(3): 348-354.

Noumegni S R, Hoffmann C, Cornec D, et al, 2021. Temporal artery ultrasound to diagnose giant cell arteritis: a practical guide[J].Ultrasound Med Biol, 47(2): 201-213.

Pazzola G, Muratore F, Pipitone N, et al, 2018. Rituximab therapy for takayasu arteritis: a seven patients experience and a review of the literature[J]. Rheumatology(Oxford) , 57(7): 1151-1155.

Ralli M, Angeletti D, Fiore M, et al, 2020. Hashimoto's thyroiditis: an update on pathogenic mechanisms, diagnostic protocols, therapeutic strategies, and potential malignant transformation[J]. Autoimmun Rev, 19(10): 102649.

Ruggeri R M, Giovinazzo S, Barbalace M C, et al, 2021. Influence of dietary habits on oxidative stress markers in Hashimoto's thyroiditis[J]. Thyroid, 31(1): 96-105.

Sandoo A, Hodson J, Douglas K M, et al, 2013. The association between functional and morphological assessments of endothelial function in patients with rheumatoid arthritis: a cross-sectional study[J]. Arthritis Res Ther, 15(5): R107.

Semb A G, Ikdahl E, Wibetoe G, et al, 2020. Atherosclerotic cardiovascular disease prevention in rheumatoid arthritis[J]. Nat Rev Rheumatol, 16(7): 361-379.

Serling-Boyd N, Stone J H, 2020. Recent advances in the diagnosis and management of giant cell arteritis[J]. Curr Opin Rheumatol, 32(3): 201-207.

Smolen J S, Aletaha D, McInnes I B, 2016. Rheumatoid arthritis[J].Lancet, 388(10055): 2023-2038.

Smolen J S, Landewé R B M, Bijlsma J W J, et al, 2020. EULAR recommendations for the management of rheumatoid arthritis with synthetic and biological disease-modifying antirheumatic drugs: 2019 update[J]. Ann Rheum Dis, 79(6): 685-699.

Stone J H, Tuckwell K, Dimonaco S, et al, 2017. Trial of tocilizumab in giant-cell arteritis[J]. N Engl J Med, 377(4): 317-328.

Smolen J S, Aletaha D, Barton A, et al, 2018. Rheumatoid arthritis[J]. Nat Rev Dis Primers, 4: 18002.

Tan Y K, Li H, Allen J C Jr, et al, 2019. Ultrasound power Doppler and gray scale joint inflammation: What they reveal in rheumatoid arthritis[J].Int J Rheum Dis, 22(9): 1719-1723.

Turiel M, Sitia S, Atzeni F, et al, 2010. The heart in rheumatoid arthritis[J]. Autoimmun Rev, 9(6): 414-418.

Villiger P M, Adler S, Kuchen S, et al, 2016. Tocilizumab for induction and maintenance of remission in giant cell arteritis: a phase 2, randomised, double-blind, placebo-controlled trial[J].Lancet, 387(10031): 1921-1927.

Vita R, Guarneri F, Agah R, et al, 2014. Autoimmune thyroid disease elicited by NY-ESO-1 vaccination[J]. Thyroid, 24(2): 390-394.

Vita R, Ieni A, Tuccari G, et al, 2018. The increasing prevalence of chronic lymphocytic thyroiditis in papillary microcarcinoma[J]. Rev Endocr Metab Disord, 19(4): 301-309.

Wah-Suarez M I, Galarza-Delgado D A, Azpiri-Lopez J R, et al, 2019. Carotid ultrasound findings in rheumatoid arthritis and control subjects: a case-control study[J].Int J Rheum Dis, 22(1): 25-31.

Wang Y, Jia S J, Zhou Y, et al, 2020. A study on the risk factors of coronary artery disease in patients with Takayasu arteritis[J]. J Thorac Dis, 12(5): 2031-2038.

Wang Y, Wang Y H, Tian X P, et al, 2020. Contrast-enhanced ultrasound for evaluating arteritis activity in Takayasu arteritis patients[J]. Clin Rheumatol, 39(4): 1229-1235.

Wright J J, Powers A C, Johnson D B, 2021. Endocrine toxicities of immune checkpoint inhibitors[J]. Nat Rev Endocrinol, 17(7): 389-399.

Yachoui R, Kreidy M, Siorek M, et al, 2018. Successful treatment with ustekinumab for corticosteroid- and immunosuppressant-resistant Takayasu's arteritis[J]. Scand J Rheumatol, 47(3): 246-247.

附　　录

早期动脉粥样硬化诊断流程图

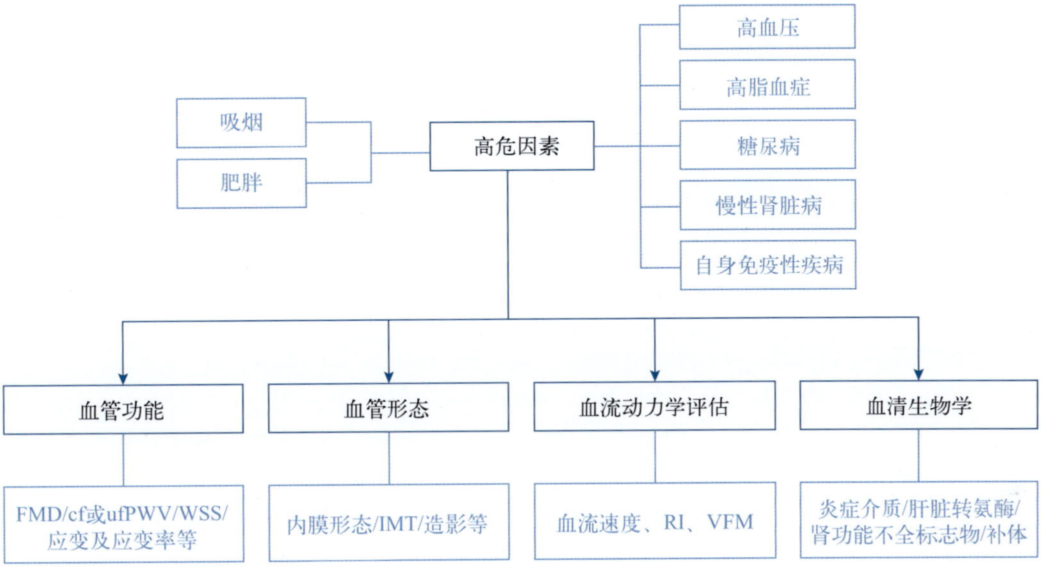

早期动脉粥样硬化诊断流程图

诊断相关注意事项：

1. 血流动力学指标的变化早于形态学的变化。

2. 血管回声跟踪（ET）技术测量的PWV需要联合血压等其他参数间接计算得到，袖带法所测的肱动脉血压与真实的血压有一定差距，故所测的弹性参数结果存在一定的偏差。

3. cfPWV有其局限性，由于脉搏波波长较长，动脉斑块会影响脉搏波的传播，故cfPWV在有斑块的颈动脉中测量成功率相对较低。

4. 基于多普勒原理只能得到超声波传播方向的血流速度分量，从而获知WSS，对于早期动脉粥样硬化的检测和随访，准确性欠佳。

5. 系统评价和meta分析显示，颈动脉IMT进展与未来心血管事件之间无关联，与血管事件风险之间也无关联。

6. 虽然VFM可有效评估动脉粥样硬化的进展，但由于血管腔内的血流方向、流量大小随着心脏搏动而不断变化，并作用于血管壁，临床需充分考虑到这些因素对评估血管功能的意义。

7. 生物学标志物可能在动脉粥样硬化的发展过程中存在相互矛盾的作用，部分标志物尚不能完全确定其预测 AS 的有效性，与未来心血管事件是否相关，以及在其他心血管风险方面是否具有增强效应。

8. 需对血管形态、功能、血流动力学、生物学标志物及其他医学影像标志进行整体评估。